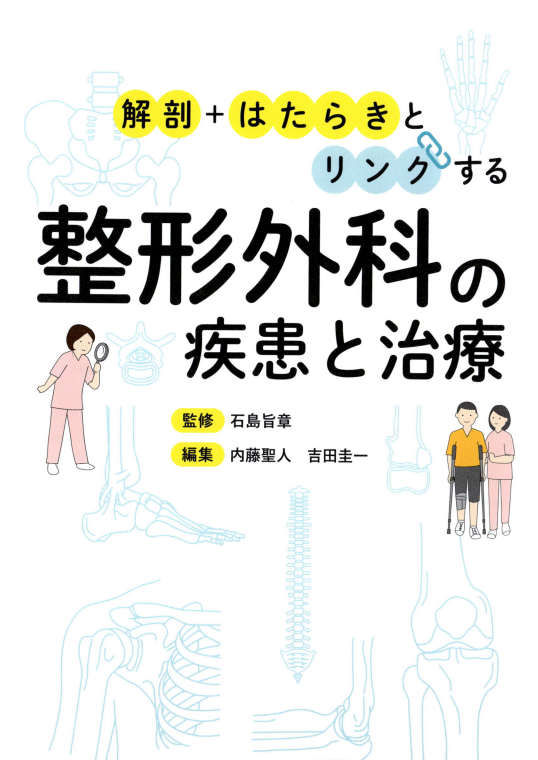

解剖＋はたらきとリンクする

整形外科の疾患と治療

監修 石島旨章
編集 内藤聖人　吉田圭一

照林社

# はじめに

　現在の日本は超高齢社会を迎え、整形外科医による運動器疾患の手術件数は増加の一途です。このたび、「全国の整形外科病棟で働く看護師さんに向けて、日々の仕事にすぐに活かせる、わかりやすくて使いやすい書籍をつくりたい」という出版社からの要望をいただきました。整形外科医を志してから、これまで多くの運動器疾患の手術を、多くの病院で経験してきました。すべての手術は、関わってくださった看護師さんの適切な看護があって治療が完結したことは間違いありません。私としても今までお世話になった看護師さんや、今後、整形外科病棟で働く看護師さんの役に立つ書籍をつくるという企画にぜひ協力したいと考えました。

　本書では、整形外科にて扱う運動器疾患のなかでも、特に頻度の高い疾患に絞って解説しています。これらの疾患の発症メカニズムから、診断のための検査、そして治療について理解できるような構成になっています。看護師がケアにあたる際に、疾患の病態生理から理解でき、行う治療（手術）と術後についても、病態に即した対処ができるようになることをめざしています。そのために、写真やイラストを数多く用いて解説しており、若手看護師にも運動器の解剖からしっかりと理解できるように工夫を凝らしています。

　日本のどの地域でも、さまざまな規模の病院でも、そして新人からベテランの看護師まで、整形外科病棟にて運動器疾患の診療（ケア）にあたるすべての看護師の皆様にとって、日ごろから手もとに置いて役に立つ一冊となることを願っています。

　最後に、私どもに本機会をくださった照林社編集部の國井理栄様、編集を担当してくださった順天堂大学医学部整形外科学講座の内藤聖人先生と吉田圭一先生、そして各章ごとの執筆を担当してくださった同講座の医局員の皆様に感謝いたします。

2024年秋

順天堂大学医学部整形外科学講座　主任教授
石島旨章

## CONTENTS

### 総論

身体を動かす「骨」と「関節」と「筋」
―運動器のしくみとはたらきのキホン― ……………… 渡 泰士 1

### 脊椎　9

#### 頚椎疾患 ……………………………………………… 髙野弘充
頚椎椎間板ヘルニア ……………………………………… 10
頚椎症性脊髄症 …………………………………………… 15
頚椎症性神経根症 ………………………………………… 19
頚椎後縦靱帯骨化症 ……………………………………… 21

#### 腰椎疾患 ……………………………………………… 五味基央
腰椎椎間板ヘルニア ……………………………………… 24
腰部脊柱管狭窄症 ………………………………………… 29
腰椎圧迫骨折（骨粗鬆症性） …………………………… 34

### 上肢 肩　37

#### 肩の慢性疾患 …………………………………… 森川大智・上原弘久
腱板断裂 …………………………………………………… 38
変形性肩関節症 …………………………………………… 43

#### 肩の外傷 ……………………………………………… 渋谷研太
肩関節脱臼 ………………………………………………… 47
上腕骨近位端骨折 ………………………………………… 53

# 上肢 肘・手（手指） 61

## 肘・手の慢性疾患 ……山本康弘
手根管症候群 …… 62
母指CM関節症 …… 66
上腕骨外側上顆炎 …… 71

## 肘・手の外傷 ……川北 壮
橈骨遠位端骨折 …… 75
舟状骨骨折 …… 79
上腕骨顆上骨折（小児） …… 84

# 下肢 股関節（大腿骨） 89

## 股関節の慢性疾患 ……林 孝儒
変形性股関節症 …… 90
大腿骨頭壊死症 …… 97

## 股関節の外傷 ……向笠文博
大腿骨頚部骨折 …… 100
大腿骨転子部骨折 …… 105
大腿骨ステム周囲骨折 …… 108

# 下肢 膝関節 113

## 膝関節の慢性疾患 ……吉田圭一
変形性膝関節症 …… 114

## 膝関節の外傷 ……中嶋亮介
半月板損傷 …… 120
前十字靱帯損傷 …… 124
後十字靱帯損傷 …… 127
内側側副・外側側副靱帯損傷 …… 129
膝蓋骨骨折 …… 131

# 下肢 足・足関節　　135

## 足・足関節の慢性疾患　　松尾智次
外反母趾　　136
変形性足関節症　　142
扁平足　　148

## 足・足関節の外傷　　武田　純
足関節周囲骨折（足関節果部・脛骨天蓋骨折）　　154
足関節外側靱帯損傷（足関節捻挫）　　162
アキレス腱断裂　　167

# 四肢 腫瘍　　171

## 骨腫瘍　　窪田大介
原発性悪性骨腫瘍　　172
転移性骨腫瘍　　179

## 軟部腫瘍　　窪田大介
悪性軟部腫瘍　　183

本書に登場する主な手術❶（脊椎・上肢）　　60
本書に登場する主な手術❷（下肢・四肢）　　88
本書に登場する主な略語❶（A〜M）　　112
本書に登場する主な略語❷（N〜U）　　134

索引　　187

装丁・本文デザイン・DTP制作：伊延あづさ（アスラン編集スタジオ）
本文イラスト：吉村堂（アスラン編集スタジオ）

---

- 本書で紹介している治療・ケア方法などは、執筆者が臨床例をもとに展開しています。実践により得られた方法を普遍化すべく努力しておりますが、万一本書の記載内容によって不測の事故等が起こった場合、著者、出版社はその責を負いかねますことをご了承ください。
- 本書掲載の画像は、モデルによる撮影、および臨床例のなかからご本人・ご家族の同意を得て使用しています。
- 本書に記載している薬剤や医療機器等の選択・使用方法については、2024年9月現在のものです。使用にあたっては、個々の添付文書や取扱説明書、各学会ガイドライン、規約などを参照し、適応・使用方法等は常にご確認ください。

● 編著者一覧 ●

# 順天堂大学医学部
# 整形外科学講座

● **監修**

石島旨章　主任教授

● **編集**

内藤聖人　准教授
吉田圭一　准教授

● **執筆**（五十音順）

上原弘久　助教
川北　壮　助手
窪田大介　准教授
五味基央　助教
渋谷研太　助教
髙野弘充　助教
武田　純　助手
中嶋亮介　助教
林　孝儒　助手
松尾智次　助手
向笠文博　助手
森川大智　准教授
山本康弘　助教
吉田圭一　准教授
渡　泰士　准教授

（2024年10月現在）

# 本書の特徴

- 本書では、整形外科の疾患と治療について、**全身の部位・疾患別**にエキスパートの医師が専門的かつていねいに取り上げています。
- 豊富な解剖イラストや画像とわかりやすい解説で、病態や治療（手術）の特徴が理解できます。患者さんが今どのような状態なのかイメージすることで、適切なケアにつながります。

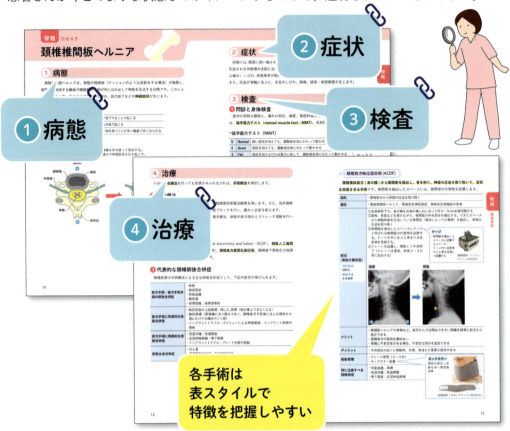

| ① 病態 | イラストや画像で、解剖と疾患がつながります。正常な状態と疾患の状態を比較することで、病態の成り立ちや変化、特徴を把握することができます。 |
|---|---|
| ② 症状 | 各疾患で起こりやすい症状をおさえることができます。 |
| ③ 検査 | 画像やイメージイラストで、ビジュアルに理解できます。画像の着目すべき点や、各テストでどのような反応をみるべきかがパッとわかります。 |
| ④ 治療 | 「保存療法」と、「手術療法」の選択の特徴がつかめます。手術については、目的や手術方法、術後管理や合併症をわかりやすく表にまとめています。治療経過の理解につながり、ケアに活かせます。 |

### 🔑 KEY WORD
整形外科の疾患と治療を理解するうえで、知っておきたい用語について、詳しく解説しています。

# 身体を動かす「骨」と「関節」と「筋」
## ―運動器のしくみとはたらきのキホン―

身体の運動や動作の基盤となる運動器系は、骨、関節、筋の3つの主要な構成要素から成り立っています。これらの構造は互いに連携し、私たちが日常で行うあらゆる動きを可能にしています。

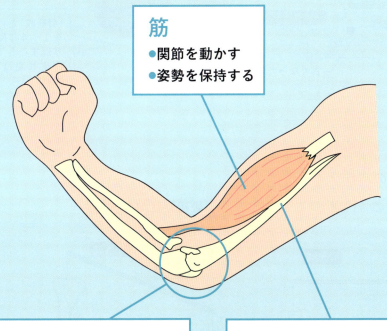

**筋**
- 関節を動かす
- 姿勢を保持する

**関節**
- 骨と骨をつなぎ、動きを可能にする

**骨**
- 臓器を保護する
- 身体を支える
- カルシウムなどを貯蔵・放出する
- 赤血球・白血球・血小板をつくる

# 1 骨のしくみとはたらき

　人体には約206本の骨があり、**身体のフレームワークとして機能し、臓器を保護し、身体を支持します。**

　骨は細胞（骨芽細胞、破骨細胞、骨細胞など）と基質（Ⅰ型コラーゲンやカルシウム〈calcium：Ca〉やリン〈phosphorus：P〉など）からできており、CaやPなどのミネラルを貯蔵・放出し、これらの血中濃度を維持しています。

　成人の胸骨・腸骨・椎体骨などの骨髄は、赤血球や白血球、血小板を生成する場としても機能しています。

　骨は破骨細胞による「骨吸収」と、骨芽細胞による「骨形成」を繰り返すことで、骨の強度や柔軟性を維持しています。これを**骨のリモデリング**といいます。リモデリングが繰り返されることを**骨代謝回転**ともいいます。

　この骨代謝回転のバランスが、骨吸収に傾いた状態になると**骨粗鬆症**を発症します。

▼骨代謝回転のイメージ

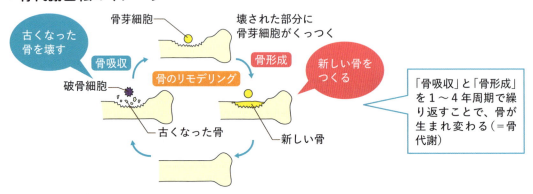

▼骨代謝回転のバランス

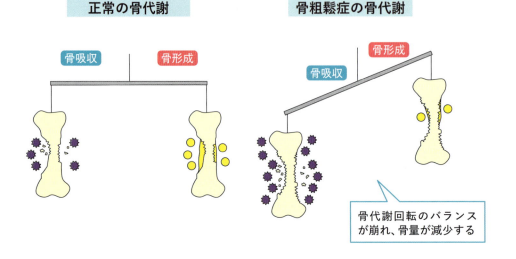

## ② 骨の構造

骨は、形態によって**長管骨（四肢骨）**、**短骨（手根骨、足根骨）**、**扁平骨（頭蓋骨、肩甲骨、腸骨）**、**種子骨（膝蓋骨）**、**不規則骨**に分けられます。

### ▼骨の種類

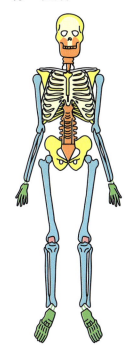

| 種類 | 形態 | 主な骨 |
|---|---|---|
| 長管骨 | 長い円柱状 | 四肢骨（上腕骨、大腿骨など） |
| 短骨 | 球形／多面体 | 手根骨、足根骨など |
| 扁平骨 | 薄い板状 | 頭蓋骨、肩甲骨、腸骨など |
| 種子骨 | 丸い形 | 膝蓋骨など |
| 不規則骨 | 凹凸が著しい | 椎骨、上顎骨など |

### ▼骨の呼び方

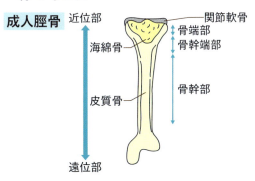

一般的に身体の中心に近いほうを**近位部**、身体の中心から遠いほうを**遠位部**と呼びます。

長管骨の中央部分で厚い皮質骨で囲まれている部分を**骨幹部**、骨の両端にある膨らんだ部分を**骨端部**、骨幹部と骨端部の間を**骨幹端部**と呼びます。

### ▼小児特有の骨

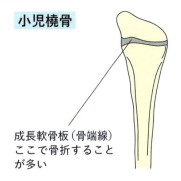

小児の長管骨には**成長軟骨板**（骨端軟骨板、いわゆる成長線）があり、そこから骨が長軸方向に伸びていきます。成長軟骨板に損傷を受けることを**骨端線損傷**といい、小児の特徴的な外傷になります。骨端線損傷は、変形などの骨の成長に影響を及ぼすことがあるため、注意深い経過観察が必要です。

# 3 関節のしくみとはたらき

**関節は骨と骨をつなぎ、動きを可能にします。** 関節の種類は、その動きの範囲や方向に応じて異なり、主に以下の4種類に分類されます。

**整形外科の看護においては、固定肢位や術後の禁忌肢位がある場合があります。** 各関節の基本的な動きを覚えておきましょう。

## ▼ 主な関節の基本的な構造

| 種類 | 関節 | 図 | 説明 |
|---|---|---|---|
| 球関節<br>（肩関節、股関節）<br> | 肩関節 | 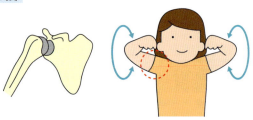 | 屈曲・伸展、内旋・外旋、内転・外転などを組み合わせることにより、比較的広範囲の動きができる関節 |
| 蝶番関節<br>（肘関節、膝関節、足関節）<br>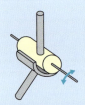 | 肘関節 | 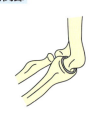 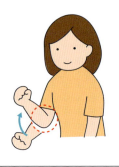 | ほとんど一方向（屈曲・伸展）にしか動くことができない関節 |
| 車軸関節<br>（前腕の橈尺関節）<br> | 橈尺関節 | 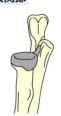 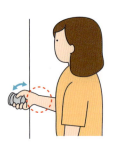 | 回内・回外などの回転運動ができる関節 |
| 楕円関節<br>（手関節）<br>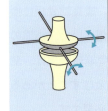 | 手関節 | 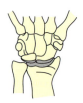 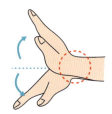 | 屈曲・伸展のほか、橈屈・尺屈などの動きもできる関節 |

### ▼ 各関節の基本的な動き

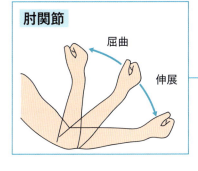

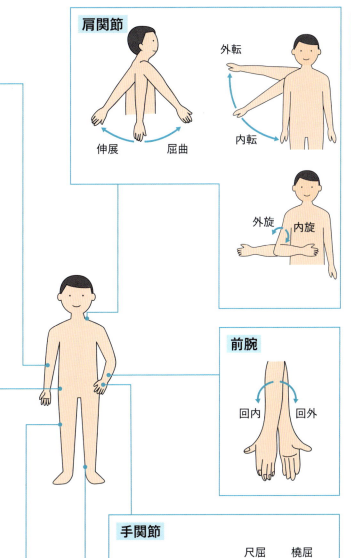

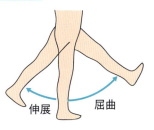

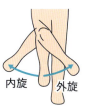

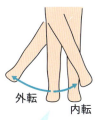

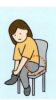

人工股関節置換術後は、股関節の脱臼肢位（屈曲＋内旋＋内転）に注意する

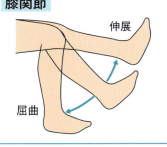

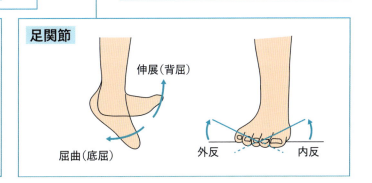

総論　運動器のしくみとはたらき

# ④ 関節の構造

　関節の表面は、滑らかな**軟骨**で覆われています。また、**関節包**と呼ばれる結合組織が関節を包み、内側の**滑膜**から関節液が分泌され、関節の潤滑を助けます。関節軟骨には血管がないため、関節液から栄養を受けています。関節を構成する骨同士は関節包（関節包靱帯）や靱帯という強靭な組織により結合し、**半月板**や**関節唇**というやわらかい組織により安定しています。

　これらの組織が破綻（損傷を受ける）すると関節に不安定性が生じ、痛みの原因になったり、軟骨がすり減り、**変形性関節症**に進行します。

▼ 股関節・膝関節の構造

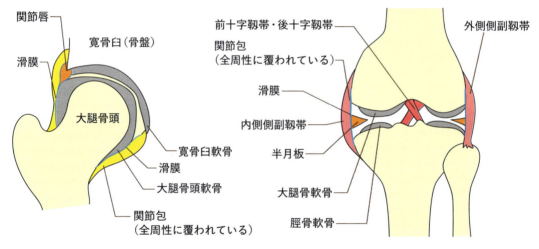

6

# 5 筋のしくみとはたらき

筋肉は関節を動かしたり、姿勢を保持するための動力源です。人間はただ立っているときでさえ、あらゆる筋肉をバランスよく使っています。筋肉はそれ自体が骨にくっついていたり、先端が腱になり骨にくっついていたりします。

## 1 筋膜

筋肉は**筋膜**という膜に覆われていますが、特に前腕と下腿の筋肉は硬い筋膜に包まれています。外傷や手術侵襲によって筋肉が腫れ、筋膜内の区画（コンパートメント）内圧が上昇すると、血流障害が引き起こされます。これを**コンパートメント症候群** →p.118 と呼び、不可逆的な筋壊死を生じることがあるため注意が必要です。

▼ 前腕・下腿コンパートメント

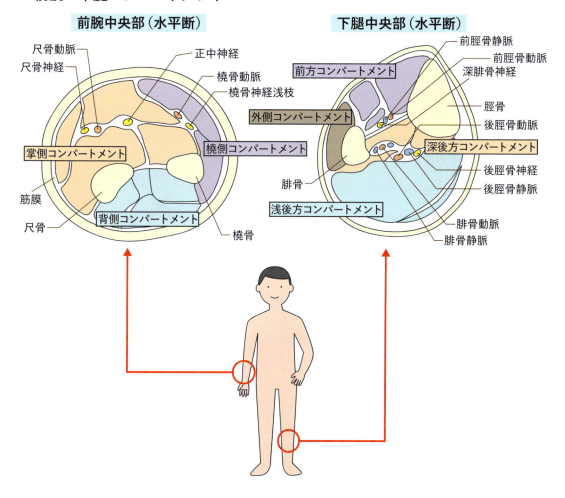

## ❷ 骨格筋と運動神経

　**骨格筋**は運動神経の支配を受けており、通常は意思により自由に動かすことができます。しかし、長時間の神経の圧迫や無理な体位を長時間とることなどで運動麻痺が出ることがあり、看護上の注意が必要です。

　特に、外傷後の患者や術後の患者は、痛みや麻酔のため、自由に下肢や上肢を動かせない場合があります。その結果、特定の神経が長時間の圧迫を受けてしまい、運動麻痺を生じることがあります。

　例えば、**大腿骨近位部骨折**（頚部骨折 ➡ p.100 や転子部骨折 ➡ p.105）の術前の患者は、下肢が外旋しているので、腓骨頭が圧迫を受け、その後ろを走る腓骨神経に運動麻痺が生じることがあります。その結果、足関節や足趾の背屈ができなくなり、**下垂足**（drop foot）になってしまうことがあるので注意が必要です。

▼ 腓骨神経麻痺

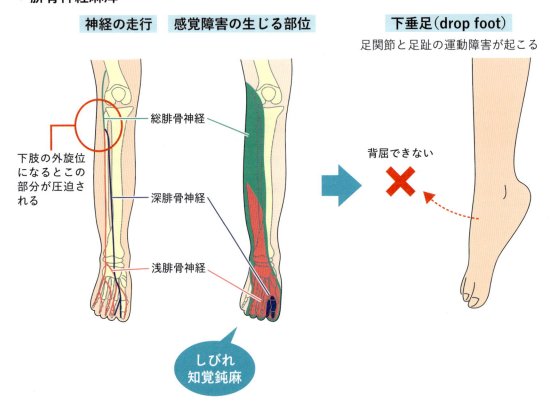

## ❸ 筋肉量

　近年、**サルコペニア**といわれる、加齢に伴う筋肉量の低下による身体活動の低下が問題になっています。一度減少した筋肉や運動レベルは、高齢になればなるほど戻りにくくなります。

　入院中はなるべく寝たきりにならないように、可能な範囲内で離床を進めることが望まれます。

# 脊椎

脊柱は7個の頚椎、12個の胸椎、5個の腰椎、仙骨、尾骨で構成されます。脊椎の前方には椎体があり、その間にクッションの役目を果たす椎間板があります。さらに、後方には頚椎〜仙骨上部まで脊柱管があり、脊髄や馬尾神経がそのなかを通っています。

脊椎には①身体を支える柱としての役割、②身体を動かす機能、③肋骨と組み合わさって内臓を守る、④脊髄などの重要な神経を保護するはたらきがあります。

## 脊椎（椎骨）と脊柱

### 椎骨（水平断）

- 腹
- 椎間板
- 脊柱管
- 脊髄
- 頚椎（C）
- 胸椎（T）
- 腰椎（L）
- 背
- 馬尾（脊髄の下端より下にある神経根の束）

### 脊柱（冠状断） / 脊柱（矢状断）

- C1〜7（椎体、椎間板）
- T1〜12
- L1〜5
- 仙骨（5個の仙椎がひとかたまりになっている）
- 尾骨（3〜5個の尾椎からなる）

## 脊椎 頚椎疾患

# 頚椎椎間板ヘルニア

## 1 病態

頚椎椎間板ヘルニアは、頚椎の椎間板（クッションのような役割をする構造）が損傷し、椎間板を構成する髄核や線維輪の一部が外にはみ出して神経を圧迫する状態です。これにより、頚部から腕、手にかけて痛みやしびれ、筋力低下などの**神経症状**が生じます。

### ▼ 頚椎椎間板ヘルニアの原因

| 加齢 | 椎間板が劣化し、弾力性が低下することで起こる |
|---|---|
| 外傷 | 交通事故やスポーツによる外傷で起こる |
| 繰り返しの負荷 | 長時間の前屈姿勢や、重い物を持つことが多い職業で多くみられる |

### ▼ 頚椎椎間板ヘルニアの病態

・椎間板の中心部にある髄核が、外側の線維輪を突き破って突出する。
・突出した髄核が神経根や脊髄を圧迫し、痛みや神経症状を引き起こす。

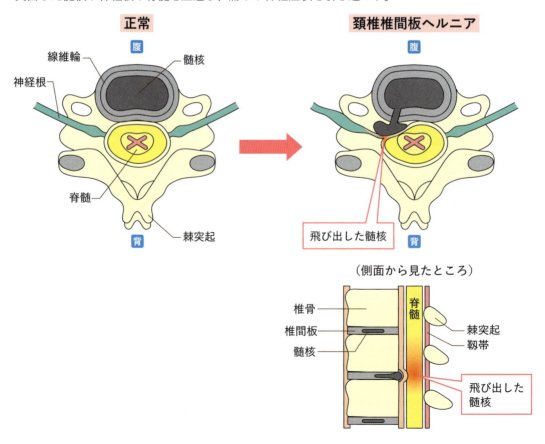

## 2 症状

初期には、頸部に鋭い痛みを感じることが多いです。神経根症状（radiculopathy）として、圧迫される神経根の支配に沿って、腕や手に放散痛（原因部位から離れた部位に広がるような痛み）、しびれ、感覚異常が現れます。症状が重度の場合、筋力低下や筋委縮が見られます。また、圧迫が脊髄に及ぶと、手足のしびれ、麻痺、排尿・排便障害が生じます。

## 3 検査

### 1 問診と身体検査

症状の詳細な聴取と、痛みの部位、強度、発症時期を確認します。また、神経学的検査では、**徒手筋力テスト**（manual muscle test：MMT）、反射検査、感覚テストを行います。

#### ▼徒手筋力テスト（MMT）

| | | | |
|---|---|---|---|
| 5 | Normal | 強い抵抗を加えても、運動域全体にわたって動かせる | 0〜5で評価する |
| 4 | Good | 抵抗を加えても、運動域全体にわたって動かせる | |
| 3 | Fair | 抵抗を加えなければ重力に抗して、運動域全体にわたって動かせる | |
| 2 | Poor | 重力を除去すれば、運動域全体にわたって動かせる | |
| 1 | Trace | 筋の収縮がわずかに確認されるだけで、関節運動は起こらない | |
| 0 | Zero | 筋の収縮はまったくみられない | |

### 2 画像診断

- **単純X線写真**：椎間板の高さ減少、骨棘（骨の突出）形成を確認します。
- **MRI**（magnetic resonance imaging：磁気共鳴画像）：椎間板の突出、神経圧迫の程度を詳細に評価します。
- **CT**（computed tomography：コンピューター断層撮影）：骨構造を詳細に評価します。

#### ▼頸椎椎間板ヘルニアのMRI

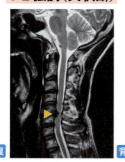

T2強調（矢状断）

C5/6レベルで椎間板が後方に突出。

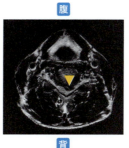

T2強調（水平断）

C5/6レベルで左側に寄ったヘルニア。

# 4 治療

十分に**保存療法**を行っても改善がみられなければ、**手術療法**を検討します。

## ❶ 保存療法

薬物療法として、鎮痛薬、筋弛緩薬、神経障害性疼痛治療薬を用います。また、局所麻酔薬とステロイドを神経根に注射して神経根ブロックを行い、痛みと炎症を抑えます。

理学療法では、頚椎牽引、温熱療法、電気療法、頚部の筋力強化とストレッチ運動を行います。

## ❷ 手術療法

**頚椎前方除圧固定術**（anterior cervical discectomy and fusion：ACDF）、**頚椎人工椎間板置換術**（total disc replacement：TDR）、**頚椎後方椎間孔除圧術**、顕微鏡下頚椎前方椎間孔拡大術などさまざまな術式があります。

## ❸ 代表的な頚椎術後合併症

頚椎疾患の手術療法による主な術後合併症として、下記の症状が挙げられます。

| | |
|---|---|
| 前方手術・後方手術共通の術後合併症 | ・麻痺<br>・創部感染<br>・術後血腫<br>・髄液漏<br>・採骨部痛、採骨部骨折 |
| 後方手術に特異的な術後合併症 | ・除圧術後の上肢麻痺：特に$C_5$麻痺（腕が挙上できなくなる）<br>・軸性疼痛（脊椎軸に沿う痛みであり、頚椎後方手術後に生じる頚部から肩にかけての痛みやこり感）<br>・インプラントトラブル：スクリューによる神経障害、インプラント折損や脱転 |
| 前方手術に特異的な術後合併症 | ・気道浮腫：気道閉塞<br>・反回神経麻痺：嚥下障害<br>・インプラントトラブル：プレート折損や脱転 |
| 術後全身合併症 | ・せん妄<br>・深部静脈血栓症、肺血栓塞栓症<br>・併存症（持病）の悪化 |

## >> 頚椎前方除圧固定術（ACDF）

**頚椎椎体前方（首の横）から椎間板を摘出し、骨を削り、神経の圧迫を取り除いて、症状を改善させる手術**です。椎間板を摘出したスペースには、椎間板の代替物を設置します。

| | |
|---|---|
| 目的 | ・頚椎前方から神経の圧迫を取り除く |
| 適応 | ・頚椎椎間板ヘルニア、頚椎症性神経根症、頚椎症性脊髄症の患者 |
| 術式<br>（単純X線写真）<br><br>術中体位<br>仰臥位<br>麻酔方法<br>全身麻酔 | ①全身麻酔下で、首の横を皮膚の横しわに沿って約3〜5cm皮膚切開する<br>②筋肉、気管などを避けながら、椎間板の中央部分を摘出する。できたスペースから脊髄神経を圧迫している椎間板（場合によっては骨棘）を摘出し、神経の圧迫を取り除く<br>③椎間板を摘出したスペースにケージと呼ばれる椎間板の代替物を設置する。ケージの中には人工骨または自家骨を充填する<br>④ドレーンを設置し、閉創して手術終了（ドレーンは通常、術後2〜3日目に抜去する）<br><br>**ケージ**<br>・椎間板を摘出したスペースに設置するスペーサー<br>・ケージ内に自家骨や人工骨を充填して設置する<br>（画像提供：ジンヴィ・ジャパン合同会社）<br><br>術前 → 術後 |
| メリット | ・椎間板ヘルニアや骨棘など、後方からでは摘出できない病巣を確実に前方から除圧できる<br>・頚椎後方の筋肉を傷めない<br>・頚椎に不安定性がある場合、不安定な部分を固定できる |
| デメリット | ・手術部位の近くに頚動脈、気管、食道など重要な器官がある |
| 術後管理 | ・ドレーン管理（2〜3日）<br>・ネックカラー装着 |
| 特に注意すべき術後併症 | ・術後血腫、麻痺<br>・気道浮腫：気道閉塞<br>・嚥下障害：反回神経麻痺 |

**ネックカラー**
頚部を固定し安静を保つ頚部固定帯
（画像提供：日本シグマックス株式会社）

脊椎　頚椎疾患

## 頚椎人工椎間板置換術(TDR)

前方除圧固定術と似ていますが、**椎間板を摘出した後に可動性を有するインプラント（人工椎間板インプラント）を設置する手術手技**です。椎間の可動性を保持し、隣接部での障害の発生を防ぐという新しい手術方法です。

| | |
|---|---|
| 目的 | ・頚椎の可動性を残し、神経の圧迫を取り除く |
| 適応 | ・TDRは1～2椎間まで認められており、頚椎変形や不安定性がないものに限られる |
| 術式<br>（単純X線写真）<br><br>術中体位<br>仰臥位<br>麻酔方法<br>全身麻酔 | ①全身麻酔下で、首の横を皮膚の横しわに沿って約3～5cm皮膚切開する<br>②筋肉、気管などを避けながら、椎間板の中央部分を摘出する。できたスペースから脊髄神経を圧迫している椎間板（場合によっては骨棘）を摘出し、神経の圧迫を取り除く<br>③椎間板を摘出したスペースに人工椎間板インプラントを設置する。<br>④ドレーンを設置し、閉創して手術終了（ドレーンは通常、術後2～3日目に抜去する）<br><br>**人工椎間板インプラント**<br>椎間の可動性を保持するインプラント<br>（画像提供：ジンヴィ・ジャパン合同会社）<br><br>術前 → 術後<br>椎間板を摘出したスペースに人工椎間板インプラントを設置（▶） |
| メリット | ・椎間板ヘルニアや骨棘など、後方からでは摘出できない病巣を確実に前方から除圧できる<br>・首の後方の筋肉を傷めない<br>・頚椎の可動性を残し、隣接椎間の負担を低減する |
| デメリット | ・手術部位の近くに頚動脈、気管、食道など重要な器官がある<br>・日本に導入されてからまだ間もないため、長期成績が不明確 |
| 術後管理 | ・ドレーン管理（2～3日）<br>・ネックカラー装着 → p.13 |
| 特に注意すべき術後合併症 | ・術後血腫、麻痺<br>・気道浮腫：気道閉塞<br>・嚥下障害：反回神経麻痺 |

## 脊椎 頚椎疾患

# 頚椎症性脊髄症

## ① 病態

　頚椎症性脊髄症は、頚椎の変性によって脊髄が圧迫される疾患です。これにより、神経伝達が妨げられ、さまざまな**神経症状**が引き起こされます。

▼ 頚椎症性脊髄症の原因

| 加齢による劣化 | 骨棘や椎間板の膨隆が発生することで、脊髄や神経根が圧迫される |

▼ 頚椎症性脊髄症の病態

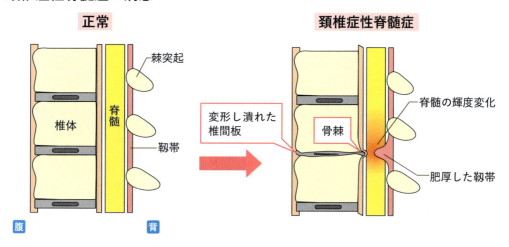

## ② 症状

　手足のしびれや感覚鈍麻などの感覚障害が見られます。また、ボタンかけや字を書くことなどの細かい作業がしづらくなる、巧緻性機能障害が出ます。身体のバランスを崩しやすく、歩行が困難になったり（歩行障害）、排尿・排便のコントロールが難しくなることもあります（膀胱直腸障害 → p.26）。

# ❸ 検査

## ❶ 問診と身体検査

　症状の詳細な聴取と、痛みの部位、強度、発症時期を確認します。また、神経学的検査では、反射検査（打腱器で刺激を与えて、腱反射を評価する）、徒手筋力テスト ▶ p.11 、感覚テスト（筆、針、アルコール綿などを用いて触覚、痛覚、温度覚を評価する）を行います。

## ❷ 画像診断

- **単純X線写真**：椎間板の高さ減少、骨棘形成を確認します。
- **MRI**：脊髄や神経根の圧迫を評価します。
- **CT**：骨構造を詳細に評価します。

▼ 頸椎症性脊髄症のMRI

T2強調（矢状断）

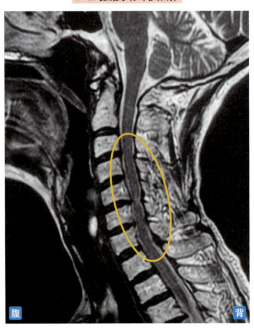

C3〜C7にかけての脊髄圧迫（〇）。

T2強調（水平断）

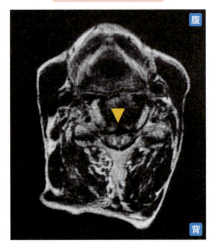

髄内に輝度変化がみられる（▼）。

## 4 治療

軽症例であれば**保存療法**で経過をみる場合もありますが、進行性の場合はすみやかに**手術療法**を検討します。

### ❶ 保存療法

薬物療法として、鎮痛薬、筋弛緩薬、神経障害性疼痛治療薬を用います。理学療法では、頸部の筋力強化とストレッチ運動、温熱療法、電気療法を行います。

また、首を安定させるためのネックカラー ➡ p.13 を使用した装具療法を行う場合もあります。

### ❷ 手術療法

**頸椎椎弓形成術**、**頸椎前方除圧固定術** ➡ p.13 などの術式があります。

#### ≫ 頸椎椎弓形成術

首の後ろから、椎弓に切り込みを入れ、狭くなった脊柱管を広げる手術方法です。

| 目的 | ・後方から神経の圧迫を取り除く |
|---|---|
| 適応 | ・頸椎症性脊髄症、頸椎後縦靱帯骨化症、頸椎椎間板ヘルニアの患者 |
| 術式<br>（単純X線写真）<br><br>術中体位<br>腹臥位<br>麻酔方法<br>全身麻酔 | ①全身麻酔下で、頭部は頭頸部手術用の固定器で支持する<br>②後頸部の皮膚を切開し、皮下組織や筋肉を左右に展開して頸椎に達する<br>③椎弓の片側にドリルで切り込み（溝）を作成し、もう一方は離断して椎弓を動くようにし、開いた椎弓の隙間にスペーサーと呼ばれるインプラントや人工骨などを設置する。<br>④ドレーンを設置し、閉創して手術終了（ドレーンは通常、術後2〜3日目に抜去する）<br><br>**スペーサー**<br>開大した椎弓間にスペーサーを設置して固定する<br><br>（画像提供：メドトロニックソファモアダネック株式会社） |

脊椎　頸椎疾患

17

| | 術前 | 術後 |
|---|---|---|
| | 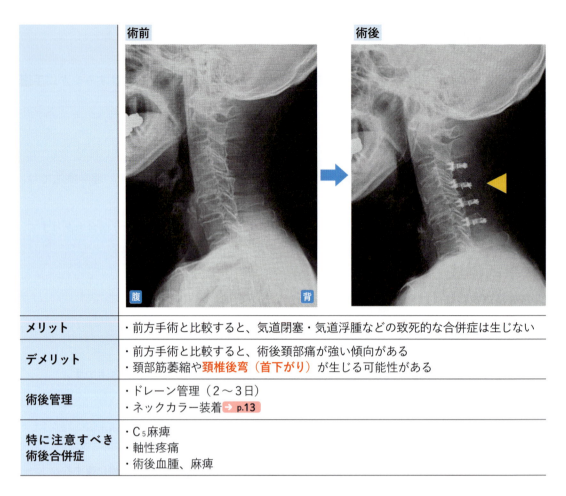 | |

| | |
|---|---|
| メリット | ・前方手術と比較すると、気道閉塞・気道浮腫などの致死的な合併症は生じない |
| デメリット | ・前方手術と比較すると、術後頚部痛が強い傾向がある<br>・頚部筋萎縮や**頚椎後弯（首下がり）**が生じる可能性がある |
| 術後管理 | ・ドレーン管理（2〜3日）<br>・ネックカラー装着 → p.13 |
| 特に注意すべき術後合併症 | ・$C_5$麻痺<br>・軸性疼痛<br>・術後血腫、麻痺 |

**KEY WORD**

**頚椎後弯（首下がり）** ▶ 頚椎が前に弯曲し、首が垂れてしまい前を向けない状態。

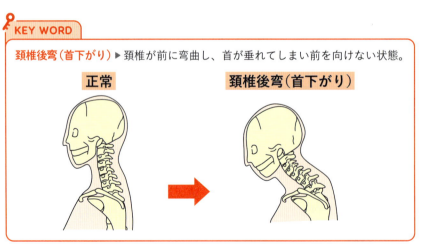

正常　　　頚椎後弯（首下がり）

# 脊椎 頚椎疾患
# 頚椎症性神経根症

## 1 病態

前述した頚椎症性変化によって、脊髄から枝分かれした神経根に障害が及ぶと、**頚椎症性神経根症**と診断されます。神経根は左右それぞれの上肢に分布しているため、ほとんどの場合は片側に症状が出現し、比較的限局した領域に障害が出現するのが特徴です。

▼頚椎症性神経根症の病態

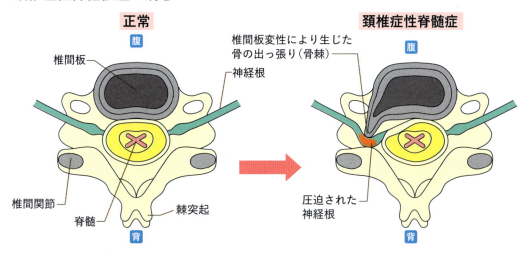

## 2 症状

頚部から肩、肩甲骨、上肢にかけての放散痛 →p.11 がみられます。痛みは片側性であることが多く、動作や姿勢により増強することがあります。また、上肢の筋力低下がみられることがあり、手を使った細かい作業が困難になることがあります。

## 3 検査

### ① 問診と身体検査

症状の詳細な聴取と、痛みの部位、強度、発症時期を確認します。また、神経学的検査では、反射検査、徒手筋力テスト →p.11 、感覚テストを行います。

Jackson（ジャクソン）テストやSpurling（スパーリング）テストなどの神経学的検査で患部に痛みが誘発されると、頚椎症性神経根症の可能性が高くなります。

▼ Jackson テスト　　　　　　　▼ Spurling テスト

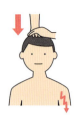
頚椎を後ろに反らせて、頭上から圧迫する。

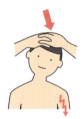
頚椎を斜め後ろに反らせて、圧迫を加える。

## ❷ 画像診断

- **単純X線写真**：椎間板の高さの減少、骨棘形成を確認します。
- **MRI**：神経根の圧迫を評価します。
- **CT**：骨構造を詳細に評価します。

▼ 頚椎症性神経根症のMRI

**T2強調（矢状断）**　　　　**T2強調（水平断）**

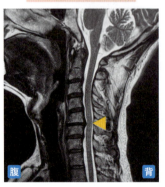
C5/6レベルでの脊髄軽度圧迫がみられる。

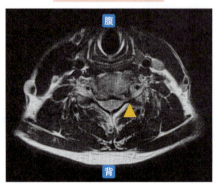
左C5/6椎間孔での左C6神経根の圧迫がみられる。

## ❹ 治療

十分に**保存療法**を行っても改善がみられなければ、**手術療法**を検討します。

## ❶ 保存療法

　頚椎椎間板ヘルニアと同様に薬物療法、理学療法、神経根ブロックを行います → p.12 。また、装具療法として、首を安定させるためのネックカラー → p.13 を使用する場合もあります。そのほか、姿勢の改善や負担の少ない生活動作の指導を行います。

## ❷ 手術療法

　頚椎椎間板ヘルニアと同様に、頚椎前方除圧固定術 → p.13 、頚椎人工椎間板置換術 → p.14 、頚椎後方椎間孔除圧術、顕微鏡下頚椎前方椎間孔拡大術など、さまざまな術式があります。

## 脊椎 頸椎疾患

# 頸椎後縦靱帯骨化症

## ① 病態

　頸椎後縦靱帯骨化症（ossification of posterior longitudinal ligament：頸椎 OPLL）は、頸椎の後縦靱帯が骨化することで脊髄や神経根が圧迫され、さまざまな神経症状を引き起こす疾患です。後縦靱帯の骨化が進行すると、脊髄の圧迫が強くなり、神経機能に障害をきたします。

### ▼ 頸椎後縦靱帯骨化症の原因

原因は、明確ではない。

| 遺伝的要因 | 家庭内発生もまれではない |

### ▼ 頸椎後縦靱帯骨化症の病態

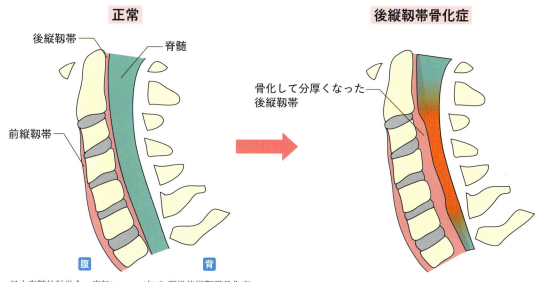

日本脊髄外科学会：病気について知る 頸椎後縦靱帯骨化症.
https://www.neurospine.jp/original25.html（2024.9.10. アクセス）を参考に作成

## ② 症状

頚部の痛みや、こり感がみられます。肩から腕にかけての痛み、しびれ、筋力低下などの神経根症状 → p.11 が生じます。また、手指の巧緻運動障害、歩行障害、上下肢のしびれや筋力低下、排尿・排便障害などの骨髄症状がみられます。

## ③ 検査

### ❶ 問診と身体検査

症状の詳細な聴取と、痛みの部位、強度、発症時期を確認します。また、神経学的検査では、反射検査、筋力テスト、感覚テストを行います。

### ❷ 画像診断

- **単純X線写真**：頚椎の側面像で後縦靱帯の骨化を確認します。
- **MRI**：脊髄の圧迫状態や脊髄内の変化を評価します。
- **CT**：骨化の範囲や程度を詳細に評価します。

頚椎後縦靱帯骨化症のある患者は胸腰椎の後縦靱帯や黄色靱帯にも骨化を合併していることが多く、調べておく必要があります。

▼ 頚椎後縦靱帯骨化症の画像診断

**単純X線写真（側面像）**

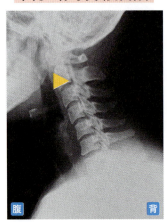

椎体後方に骨化を認める。

**MRI（T2強調・矢状断）**

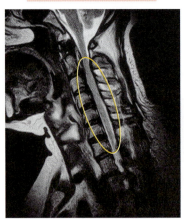

C2〜C7にかけて広範囲の脊髄圧迫を認める（○）。

**CT（矢状断）**

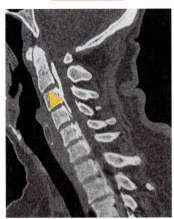

椎体後方の骨化がX線写真よりもはっきり確認できる。

## 4 治療

軽症例であれば**保存療法**で経過をみる場合もありますが、進行性の場合はすみやかに**手術療法**を検討します。転倒などの軽微な外傷で、急に麻痺の発生や症状の増悪をきたすことがあり早急な対応が必要です。

### ❶ 保存療法

薬物療法として、鎮痛薬、筋弛緩薬、神経障害性疼痛治療薬を用います。

理学療法では、頚部の筋力強化とストレッチ運動、温熱療法、電気療法を行います。また、装具療法として首を安定させるためのネックカラーを使用する場合もあります。

### ❷ 手術療法

頚椎後方除圧固定術、頚椎前方除圧固定術 →p.13 、頚椎椎弓形成術 →p.17 などの術式があります。

#### >> 頚椎後方除圧固定術

首の後ろから、椎弓に切り込みを入れ、狭くなった脊柱管を広げる手術方法です。

| | |
|---|---|
| 目的 | ・不安定性や神経の圧迫を取り除く |
| 適応 | ・後方からの除圧により神経の圧迫が解除され、不安定性がある症例 |
| 術式<br>（単純X線写真）<br><br>術中体位<br>腹臥位<br>麻酔方法<br>全身麻酔 | ①全身麻酔下で、頭部は頭頚部手術用の固定器で支持する<br>②後頚部の皮膚を切開し、皮下組織や筋肉を左右に展開して頚椎に達する<br>③使用するスクリューの種類にもよりますが、ナビゲーションや透視などを使用しスクリューを挿入し固定を行う。さらに必要があれば除圧も行う。<br>④ドレーンを設置し、閉創して手術終了（ドレーンは通常手術後2〜3日目に抜去する）<br><br>術前 → 術後　手術レベル、インプラント設置位置、アライメントを確認する |
| メリット | ・前方手術と比較すると気道閉塞・気道浮腫などの致死的な合併症は生じない |
| デメリット | ・前方手術と比較すると術後頚部痛が強い傾向<br>・椎弓根スクリューによる固定であれば、椎骨動脈損傷のリスクがある |
| 術後管理 | ・ドレーン管理（2〜3日）<br>・ネックカラー装着 →p.13 |
| 特に注意すべき術後合併症 | ・軸性疼痛　・$C_5$麻痺 →p.12<br>・術後血腫、麻痺（すべて重要な合併症だが、特に血腫による麻痺が重要） |

# 脊椎 腰椎疾患
# 腰椎椎間板ヘルニア

## 1 病態

　椎間板の変性により、髄核を取り囲んでいる線維輪の一部が断裂し、後方へ逸脱することにより発症します。後縦靱帯の薄い後外側に出てくることが多く、左右どちらかの神経根を機械的に圧迫することで下肢痛が出現します。

▼腰椎椎間板ヘルニアの原因

| 外力 | 重量物を持ち上げたり、体をひねる動作などで繰り返し外力が加わることで起こる |
|---|---|
| 椎間板内圧の上昇 | 膝関節伸展での前屈姿勢などで起こる |

▼腰椎椎間板ヘルニアの病態

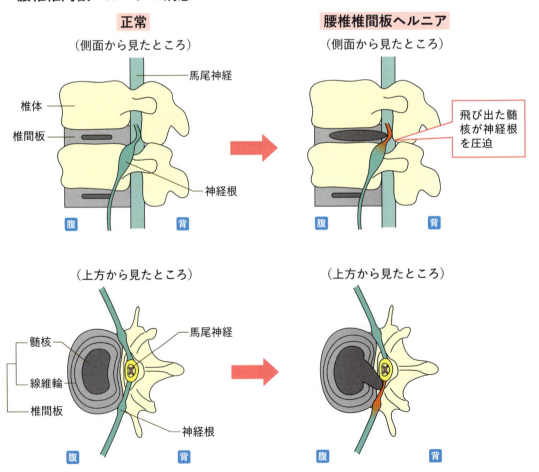

## 2 症状

腰痛と下肢の放散痛→p.11 が主な症状です。障害された神経根領域の知覚異常や脱力感を伴い、まれに脊柱管に対して、正中に突出した大きなヘルニアが生じた際には、両下肢麻痺や膀胱直腸障害などの馬尾症状→p.26 が現れる場合もあります。

### ▼ 脊髄神経の分類

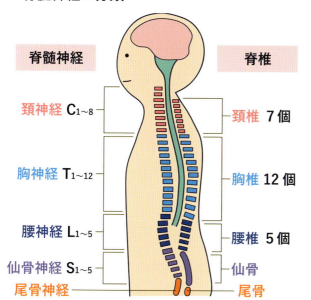

- 第1腰椎＝L1のように表記する
- C（cervical spine）＝頚椎
- T（thoracic vertebra）＝胸椎
- L（lumbar vertebra）＝腰椎
- S（thoracic vertebra）＝仙骨

### ▼ 感覚神経の分布配置（デルマトーム）

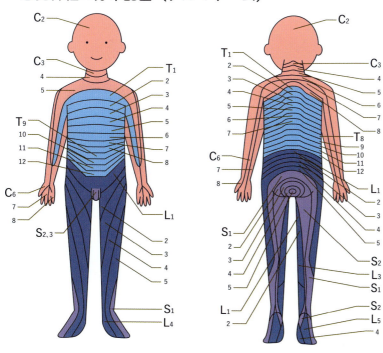

▼ 膀胱直腸障害の主な症状

| 排出障害 | 排尿の勢いの低下、排尿困難など |
|---|---|
| 蓄尿障害 | 頻尿または失禁、尿切迫感など |
| 排便障害 | 便意を感じない、腹圧がかけられない、便秘 |
| 蓄便障害 | 内肛門活躍筋の収縮麻痺による便失禁 |
| その他 | 陰部、肛門周囲の感覚低下 |

> **KEY WORD**
>
> **馬尾症状** ▶ 脊椎の下部馬尾と呼ばれる神経根の集まりが圧迫されることによる症状。脊椎の損傷、腫瘍、椎間板ヘルニア、感染などが原因で起こりうる。症状には、腰痛、両下肢のしびれや運動麻痺、膀胱直腸障害などがある。馬尾症候群（馬尾症状が現れること）は、緊急を要する症状であり注意が必要。

## ③ 検査

　腰椎椎間板ヘルニアの診断には、**下肢伸展挙上テスト**（straight leg raising test：SLR テスト）が有用です。このテストは、下肢の伸展挙上により坐骨神経に緊張がかかり、坐骨神経領域に痛みが放散するものです。

　また、腰椎椎間板ヘルニアが生じている腰椎の高さ（レベル）を**ヘルニア高位**といいますが、高位のヘルニア（特に L4）では**大腿神経伸展テスト**（femoral nerve stretching test：FNS テスト）が陽性となることもあります。

▼ 下肢伸展挙上（SLR）テスト

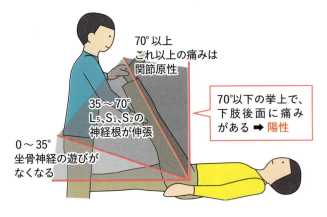

▼ 大腿神経伸展（FNS）テスト

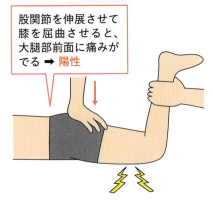

反射異常について、アキレス腱反射の低下はL5/Sヘルニア（S1神経根症状）の場合に多いです。膝蓋腱反射はL3/4より高位のヘルニアで減弱しますが、L4神経根障害を疑う所見です。ともに左右差を認めない場合にはL5神経根症状を疑います。

神経根症状 → p.11 と臨床症状からも高位診断は推測可能ですが、必ずしも一致しない場合もあるため、確定診断にはMRIが必要となります。

### ▼ 腰椎椎間板ヘルニアのMRI

**T2強調（矢状断）**

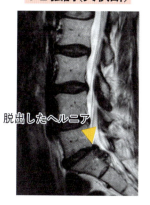

脱出したヘルニア

**T2強調（冠状断）**

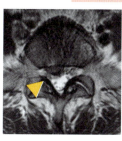
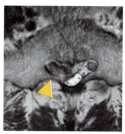

L5/Sレベル（右）のヘルニア（▶）。

## 4 治療

### ❶ 保存療法

局所安静と鎮痛薬などの投薬、ブロック注射による保存療法が治療の基本です。十分な保存療法（6〜8週以上をめやす）で改善がみられない場合には、手術療法も考慮されます。短期的には手術療法がすぐれていますが、長期的には手術療法と保存療法に大きな差はないとの報告も多いです。

**馬尾症状**がある場合には、保存療法に抵抗性のことが多く、特に**膀胱直腸障害が出現した場合には早期（できれば48時間以内）に手術を考慮**します。

### ❷ 手術療法

主に下記の2パターンでの、ヘルニア摘出術が主流です。
- **顕微鏡下脊柱管内ヘルニア摘出術**（LOVE法）
- **内視鏡下腰椎椎間板摘出術**（micro endoscopic discectomy：MED法）

## ヘルニア摘出術（LOVE法・MED法）

| | |
|---|---|
| 目的 | ・脊柱管の圧迫原因を取り除き、除圧する |
| 適応 | ・腰椎椎間板ヘルニアの患者 |
| 術式<br><br>**術中体位**<br>腹臥位<br>**麻酔方法**<br>全身麻酔 | **LOVE法**<br>①3〜4cm皮膚を切開する<br>②ヘルニアに到達するために、その部分の椎弓を削る<br>③椎弓とヘルニアの間にある、黄色靱帯を取り除く<br>④多くの場合、圧迫されている神経根の下に、飛び出しているヘルニアが確認できる<br>⑤神経根を傷つけないようによけながら、ヘルニアを切除する。<br>　内視鏡の場合には、同様の処置を、小さな皮膚切開にて円筒を挿入して行う<br><br>**MED法**<br><br>（図：背側から、皮膚・筋肉を通り直径16mmの円筒を挿入してヘルニアに到達する様子。MED法は小さな皮膚切開にて円筒を挿入して行う） |
| メリット | LOVE法：直接患部を除くため、安全性や確実性が高い<br>MED法：筋肉など、軟部組織の損傷が小さい。手術時間が短く、術後の痛みも少ない |
| 術後管理 | 病棟では下記の項目を確認する<br>①創部の観察<br>・脊椎はベッドとこすれる背中部分に傷があるため、観察しにくいうえに、被覆材もはがれやすく、汚染されやすい部分となる<br>・なるべく回診時に付き添って観察することが大切となる<br>②下肢の麻痺<br>・術後血腫による麻痺により生じる。特に術後1〜2日またはドレーン抜去後1〜2日に起こることが多い<br>・術後増悪する腰痛、下肢痛、筋力低下がないか、よく観察する<br>・麻痺の新規出現に対して、術前に所見をよく観察しておくことが重要<br>・術後もし麻痺所見があった場合には、迷わず医師へ報告する |
| 特に注意すべき術後合併症 | ・硬膜外の血腫：術後の急な麻痺を引き起こす。緊急対応が必要なこともある<br>・創部感染：創部確認が重要 |

# 脊椎 腰椎疾患
# 腰部脊柱管狭窄症

## ① 病態

　椎間板への力学的負荷や加齢性による椎間板の変性から始まり、椎間関節、靱帯、椎骨へ変性が起こっていきます。結果として脊柱管の狭小化をきたすことで、神経を圧迫して障害をきたします。

▼ 腰部脊柱管狭窄症の原因

| 力学的負荷 | 悪い姿勢、体重増加、筋力低下など |
|---|---|
| 加齢 | 椎間板の変性、椎間関節の変形、黄色靱帯の肥厚 |

▼ 腰部脊柱管狭窄症の病態

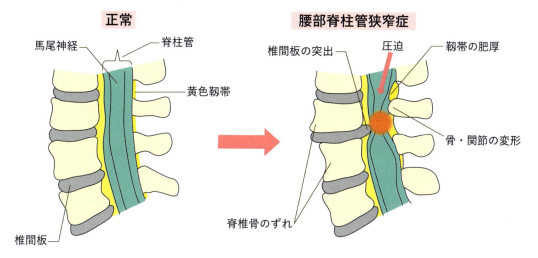

## 2 症状

腰痛、下肢痛、知覚障害（痺れ、感覚鈍麻）、運動障害（筋力低下）を伴う**間欠性跛行**が有名な所見です。緊急性の高い症状として**膀胱直腸障害** →p.26 も覚えておく必要があります。

症状の出現は長時間の立位や歩行時で徐々に増悪し、前かがみや座る姿勢によって、すみやかに改善するのが特徴的です。動脈硬化などによる末梢動脈疾患との鑑別が必要です。

### ▼間欠性跛行の症状

長時間立っていたり、歩いている途中に、しびれや痛みで歩けなくなる。

前かがみになったり、少し休むと、また歩けるようになる。

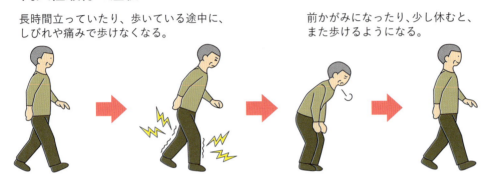

### ▼症状が出やすい姿勢

- 上体を反らすと、脊柱管の内側が狭まって神経や血管の圧迫が強くなり症状が出やすい。
- 前かがみでは圧迫が弱まるため、症状が和らぐ。

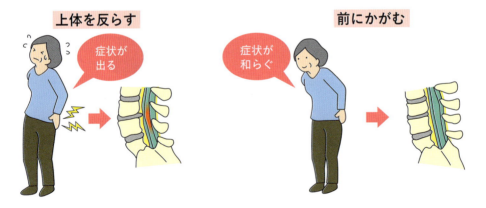

# 3 検査

## 1 画像診断

　MRIによる検査が最も有効です。ただし、病的かどうかの判断は前述の臨床症状と所見により判断します。

　CTは、関節面の形態や靱帯の骨化病変など骨性因子を観察するのに有効です。造影剤を用いた撮影（ミエログラフィー）では、さらに動的因子（不安定性に伴う狭窄部の悪化）やMRI同様に狭窄部位の詳細を把握することも可能です（MRI禁忌の患者にも有用）。

▼ 腰部脊柱管狭窄症のMRI

T1強調（矢状断）

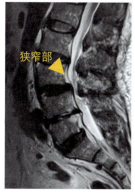

白い部分が脊柱管。脊柱管前後径が狭くなっている。

T2強調（水平断）

狭窄　　　　　　　正常

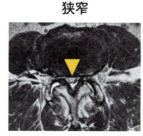 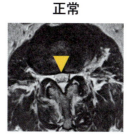

脊柱管が狭くなっている。　脊柱管は正常に近い状態。

## 2 神経根ブロック

　障害部位が多岐にわたる場合には、神経根ブロックにより責任病変（原因の神経根レベルのこと）を特定する手法もあります。

## 4 治療

### ❶ 保存療法

薬物療法（鎮痛薬、神経障害性疼痛薬、血流改善薬）、簡易コルセット、神経ブロック、神経根ブロック、椎間関節ブロックなどがあります。

### ❷ 手術療法

除圧術（decompression）が基本ですが、脊椎の不安定性がある場合には**椎体間固定術**（fusion）が必要となります。

>> 除圧術・椎体間固定術

| 目的 | ・脊柱管の狭窄部の圧迫解除をする<br>・不安定な椎間関節の安定化 |
|---|---|
| 適応 | ・高度な麻痺や保存療法に抵抗し、日常生活動作に支障をきたす歩行障害があるとき |
| 術式<br>（単純X線写真）<br>**術中体位**<br>腹臥位<br>**麻酔方法**<br>全身麻酔 | **除圧術**<br>・後方から椎弓を削り、（片側または両側性に）脊柱管を広げ後方に除圧することで神経の圧迫を取り除く<br><br>ピンク：切除部　背／腹　脊柱管、硬膜　椎体　頭／足　椎弓根<br><br>**椎間体固定術**<br>・つぶれていた椎体間をスクリューやロッドを用いて固定して広げ、安定させる<br>（正面像）　（側面像）<br>スクリューをロッドにて連結固定　つぶれていた椎体間を広げ、安定化させる |

| | |
|---|---|
| メリット | ・除圧術：神経の圧迫を直接解除できる。侵襲は少ない<br>椎体間固定術：椎間の高さを、生理的な解剖に近づけることができる。不安定性を取り除くことができる |
| デメリット | ・除圧術：骨の切除など、後方支持組織の損傷が多く固定をしないので、術後の不安定増加につながる恐れがある<br>椎体間固定術：強固な固定となり、隣接椎間障害のリスクがある。侵襲が大きい |
| 術後管理 | ①下肢の麻痺<br>・術後血腫による麻痺により生じる。特に術後1〜2日に起こることが多い<br>・術後増悪する腰痛、下肢痛、筋力低下がないか、術前の所見と比較して、よく観察し、所見があった場合には迷わず医師へ報告する<br>②創部ドレーンの観察<br>・創部にドレーンが入っている場合には、出血量、性状にも注意が必要。多い場合には血圧低下や頻脈などバイタルに注意する<br>③エコノミークラス症候群（肺塞栓症、下肢静脈血栓症）<br>・術後疼痛で安静度が上がらないことで起こる<br>・重篤なケースでは死に至る合併症の1つ。長期間の臥床が誘因で下肢静脈に血栓を生じ、離床や歩行中にその血栓がはがれて肺動脈に飛び、閉塞をきたす<br>・肺での換気機能が低下し、大きいものでは酸素濃度の低下や意識障害などバイタルにも影響をきたす<br>・軽度のものでは、下肢の腫脹や熱感、労作時の呼吸苦を訴える。呼吸苦の訴えがある際にはバイタルのチェックとともに、心電図検査、医師へのコンサルトを積極的に考える |
| 特に注意すべき術後合併症 | ・硬膜損傷があった場合、術後の安静度が変わることがある。離床時に低髄圧症状（頭痛やめまい）の出現に注意する |

**文献**

1）西良浩一編：OS NEXUS 2 頚椎・腰椎の後方除圧術．メジカルビュー社，東京，2015．

| 脊椎 | 腰椎疾患 |

# 腰椎圧迫骨折（骨粗鬆症性）

## 1 病態

**骨粗鬆症に起因する骨折のなかで最も多い骨折**です。特に**閉経後の高齢女性**に多くみられます。

圧壊により変形が高度になった場合や、骨癒合不全や**偽関節**となると腰部痛が持続します。遅発性に下肢麻痺を生じるケースでは、手術が必要となることがあります。

▼ 腰椎圧迫骨折の原因

| 軽微な外傷 | 尻もち、転倒など |
|---|---|
| いつのまにか骨折 | 特に背中が痛くなった経験がないのに、背骨がつぶれて骨折している（押しつぶされたように変形している）状態 |

> **KEY WORD**
>
> **偽関節** ▶ 異常な可動性と痛み。骨折部が6か月以上癒合しない状態のことで、本来関節ではない部分が関節のように動くことをいう。

▼ 腰椎圧迫骨折の病態

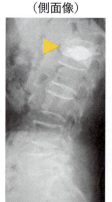

術前の単純X線写真
（側面像）

椎体が圧潰している（▶）。

腰椎が圧潰して骨折した状態

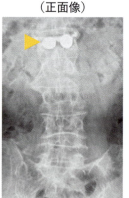

術後の単純X線写真
（側面像）　（正面像）

圧潰した椎体にセメントを充填し（▶）、骨折部の安定化を図る。

## 2 症状

腰背部痛と下肢のしびれや痛み、筋力低下などをきたすことがあります。

安静に寝ていると痛みは軽度ですが、寝起きの動作や立ち上がり動作で痛みが悪化します。痛みが強いと腰が曲がってくるようになり、身長も低下します。

骨癒合すると痛みは和らぎますが、高度に腰が曲がってしまうと疲れて腰が痛くなる（疲労性腰痛）ことや、逆流性食道炎のような通過障害をきたすこともあります。

## 3 検査

単純X線写真 ➡ p.34 で通常は診断できますが、変形のない場合もあり、早期発見と確定診断にはMRIが有用です。またMRIは、偽関節発生リスクなど予後判定にも有用とされています。

▼ 腰部圧迫骨折のMRI

**T1強調（矢状断）**

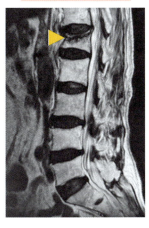

椎体内の黒い線が骨折線。

**T2脂肪抑制（矢状断）**

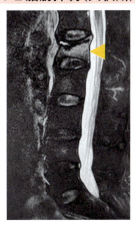

浮腫性変化が高信号で見える。

## 4 治療

### ❶ 保存療法

神経症状をきたさない場合は、保存治療が優先されます。硬性コルセットやギプスを用いた固定と鎮痛薬使用により、痛みをコントロールしたうえでリハビリテーションを行います。

### ❷ 手術療法

十分な保存加療で症状の改善がみられない場合や、重篤な神経障害がみられた場合には、**経皮的椎体形成術**（balloon kyphoplasty: BKP）や**後方椎体間固定術**などの手術療法を考慮します。

## >> 経皮的椎体形成術（BKP）

| 目的 | ・骨折による痛みを早期に改善し、寝たきりになることを予防する |
|---|---|
| 適応 | ・1椎体の急性期脊椎圧迫骨折で、十分な保存療法で痛みが改善されない患者<br>・多発性骨髄腫や転移性骨腫瘍による、3椎体までの有痛性脊椎圧迫骨折 |
| 術式<br>**術中体位**<br>腹臥位<br>**麻酔方法**<br>全身麻酔 | ・椎弓根からニードルを刺入し、中空の中からバルーンをいれ膨らませたのちに、セメント注入する |
| メリット | ・出血や手術の傷が非常に小さい（低侵襲である） |
| デメリット | ・詰めたセメントが血管内に漏れて、肺塞栓症を起こす危険性がある<br>・セメントによる脊髄圧迫で、神経症状の悪化の危険性がある |
| 術後管理 | ・通常、コルセットを3か月程度装着する |
| 特に注意すべき術後合併症 | ①隣接椎体骨折<br>・重要な合併症で、術後早期（3か月以内）に起こることが多いといわれる<br>・骨質や矯正の程度とも関連すると考えられている<br>・術後に再度腰痛の訴えが強くなった場合には、すみやかに医師に報告し、検査実施を検討する<br>②感染症<br>③セメントの漏出による肺塞栓症<br>④セメントアレルギー |

## >> 後方椎体間固定術

| 目的 | ・骨折部分を安定させる |
|---|---|
| 適応 | ・圧壊が強くてセメントでの固定が難しい症例や、骨の脆弱性が強い症例など |
| 術式<br>**術中体位**<br>腹臥位<br>**麻酔方法**<br>全身麻酔 | ・透視を用いて経皮的にBKP同様の位置からスクリューを挿入し、ロッドで連結固定する<br>・場合によっては、トラクションツールを用いて、圧壊部分を矯正することもある |
| メリット | ・強固な固定ができる。脊椎アライメントの整復が可能 |
| デメリット | ・侵襲度はBKPよりも高い。椎体間を固定することにより、隣接椎間障害をきたす恐れがある。可動性の低下 |
| 術後管理 | ・BKPを参照 |
| 特に注意すべき術後合併症 | ・インプラント周辺のトラブル　・金属アレルギー<br>・インプラント破損、ゆるみなど　・隣接椎間障害　その他、BKP（上記）を参照 |

## 上肢

# 肩

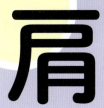

　肩関節（肩甲上腕関節）は、球状の上腕骨頭と皿状の関節窩（肩甲骨）がつくる球関節です。人体のなかで最も大きな可動域を有する一方、最も不安定な（脱臼しやすい）関節です。不安定な構造のために、関節唇／関節包や腱板といった周囲の軟部組織が重要で、それらが損傷すると肩関節の機能障害を生じます。

### 肩関節周辺の構造（右肩）

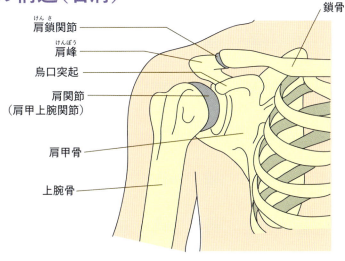

**肩の筋肉**
（前方から見たところ）

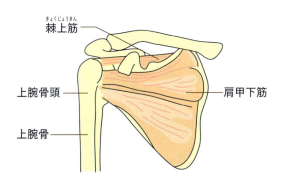

**肩の筋肉**
（後方から見たところ）

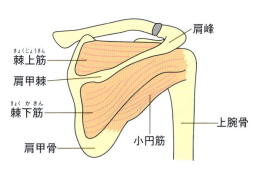

| 上肢 | 肩の慢性疾患 |

# 腱板断裂

## 1 病態

腱板は、肩甲上腕関節の前方にある**肩甲下筋**・上方の**棘上筋**・後方の**棘下筋**・後下方の**小円筋**の腱から成り、肩関節のなかで肩甲骨に対して上腕骨を安定して動かす際に重要な役割を担っています。

▼ 腱板の構造

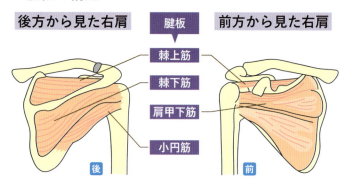

この腱板が、内的要因や外的要因により損傷し、進行すると断裂に至ります。

▼ 腱板断裂の原因

| 内的要因 | 加齢、糖尿病など |
| --- | --- |
| 外的要因 | 外傷（一度の外傷で断裂が起こる場合もある） |

▼ 腱板断裂の病態

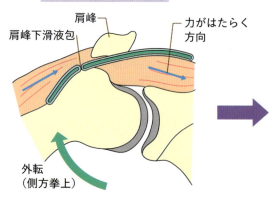

外転や側方挙上がスムーズにできる。

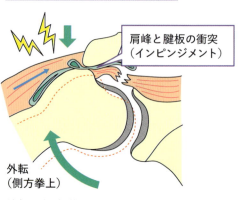

外転や側方挙上によって、肩峰と腱板のインピンジメントが起こる。

## 2 症状

主に肩関節の自動挙上や外転運動において、痛み・可動域制限・筋力低下を認めます。外傷後に骨折は否定されても上記の症状が持続する場合も、腱板断裂の可能性を考える必要があります。

## 3 検査

単純X線写真は、初期の腱板断裂では異常所見は認めません。腱板の付着部である大結節の不整像や肩峰下面の硬化・不整像などは、慢性化した腱板損傷を疑わせる所見となります。確定診断として、MRI、超音波検査で形態診断を行います。

▼ 腱板断裂の MRI

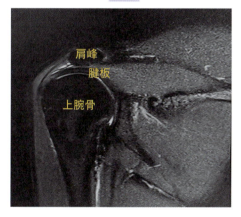

正常

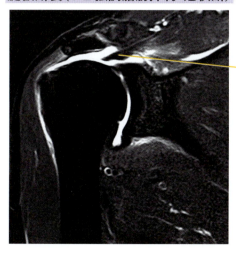

腱板断裂（T2強調脂肪抑制・冠状断）

腱板が上腕骨から断裂し、内側に引き込まれている

## ❹ 治療

　外傷による腱板断裂は、早期手術で機能回復を得られる場合が多く、手術を積極的に行います。

　年齢的な変性による断裂においては保存療法を行い、保存療法に抵抗性の場合は手術療法を検討します。

### ❶ 保存療法

　保存療法としては**炎症の鎮静化と運動療法**を主に行います。

　痛みが強い時期は局所の安静を保ち、薬物療法として非ステロイド抗炎症薬（non-steroidal anti-inflammatory drugs：NSAIDs）の内服や、ヒアルロン酸またはステロイドの関節内注射を行います。

　運動療法としては、関節可動域の改善や断裂した腱以外の腱板に対する運動とともに、肩甲骨の機能に影響を与える他部位の運動機能訓練も行い、肩甲上腕関節のよいバランスを獲得させることが重要です。

### ❷ 手術療法

　手術療法は、主に**関節鏡下腱板修復術（arthroscopic rotator cuff repair：ARCR）**を行います。自動挙上が困難で肩関節の関節症性変化や広範囲の腱板断裂を認める、原則65歳以上の高齢者では**リバース型人工肩関節置換術（reverse shoulder arthroplasty：RSA）**を行うこともあります。

## >> 関節鏡下腱板修復術（ARCR）

断裂した腱板を上腕骨付着部に縫い付け、肩関節を元の状態に戻す手術です。

腱板の断裂サイズが大きい場合は、補強処置として大腿筋膜を移植する場合があります。

| | |
|---|---|
| 目的 | ・断裂した腱板を上腕骨に縫着する |
| 適応 | ・年齢制限はなく、断裂した腱板が無理なく修復できると判断される場合 |
| 術式<br><br>**術中体位**<br>ビーチチェア位が一般的（側臥位の場合もあり）<br>**麻酔方法**<br>全身麻酔 | ・アンカーを用いて腱板に糸をかけ縫合することで、腱板を上腕骨に逢着する<br><br>術前　断裂した腱板　→　術後　修復した腱板<br>棘上筋／上腕骨／糸がついた生体吸収性（体内で吸収・分解される）のピン／アンカー |
| メリット | ・リバース型人工肩関節置換術 →p.42 と比べると、自身の腱板を残すことができる<br>・関節鏡下で手術を行うため、身体への侵襲が少ない |
| デメリット | ・高齢、腱板の断裂サイズが大きい、腱板筋の脂肪変性などがあると、再断裂の可能性が高くなる |
| 術後管理 | **手術翌日**　リハビリテーションを開始する<br>↓<br>**術後1週以内**　術創部や全身状態が問題なければ退院となる<br>退院後、週に2回程度の通院リハビリテーションを行う<br>↓<br>**術後3〜6週**　装具が外れ、自分の力で腕を動かす練習が始まる<br>↓<br>**術後3か月**　日常生活をおおむね問題なく行える状態になる<br>↓<br>**術後6か月**　重労働やスポーツ復帰が可能となる<br><br>・外転装具 →p.59 ：修復した腱板の緊張緩和を目的に、手術終了時から装着する |
| 特に注意すべき術後合併症 | ・腱板の再断裂 |

上肢　肩の慢性疾患

## >> リバース型人工肩関節置換術（RSA）

**肩関節の関節面（肩甲骨側と上腕骨側）を金属のインプラントに取り換える**手術です。通常の人工関節と違い、肩甲骨側と上腕骨側の構造を真逆にすることで、腱板の力がなくとも肩外側の三角筋の力で上肢の挙上が可能となり、関節の安定化と挙上動作の改善が期待できます。

| | |
|---|---|
| 目的 | ・肩関節の関節面を、金属製のインプラントに取り換える |
| 適応 | ・自動挙上が困難で肩関節の関節症性変化や広範囲の腱板断裂を認める、原則65歳以上の高齢者 |
| 術式<br>（単純X線写真）<br><br>術中体位<br>ビーチチェア位<br>麻酔方法<br>全身麻酔 | **術前**（右肩・正面像） → **術後**（右肩・正面像）<br><br>上腕骨が上方化し、肩峰や上腕骨外側の変形を認める ／ 上腕骨の外側化かつ下方化を認める |
| メリット | ・早期の可動域訓練が可能になる |
| デメリット | ・耐久年数がある、手術侵襲が小さくない |
| 術後管理 | 手術翌日：リハビリテーションを開始する<br>↓<br>術後2週以内：術創部や全身状態が問題なければ退院となる／退院後、週に2回程度の通院リハビリテーションを行う<br>↓<br>術後3週：装具が外れ、自分の力で腕を動かす練習が始まる<br>↓<br>術後2か月：日常生活をおおむね問題なく行える状態になる<br>↓<br>術後4か月：重労働やスポーツ復帰が可能となる |
| 特に注意すべき術後合併症 | ・肩関節脱臼 |

上肢 肩の慢性疾患

# 変形性肩関節症

## ① 病態

　肩関節にみられる変形性関節症であり、**関節軟骨の変性、摩耗による関節破壊や反応性の骨棘を生じる疾患**です。腱板断裂に伴う関節変形は、腱板断裂性関節症と呼ばれます。

▼ 変形性肩関節症の原因

| | |
|---|---|
| 一次性 | ・原因がなく起こる<br>・股関節や膝関節などの荷重関節に比べて、非荷重関節である肩関節では少ない |
| 二次性 | ・外傷後や腱板断裂など肩の構造が破綻した結果として起こる<br>・変形性肩関節症の多くは二次性 |

▼ 変形性肩関節症の病態

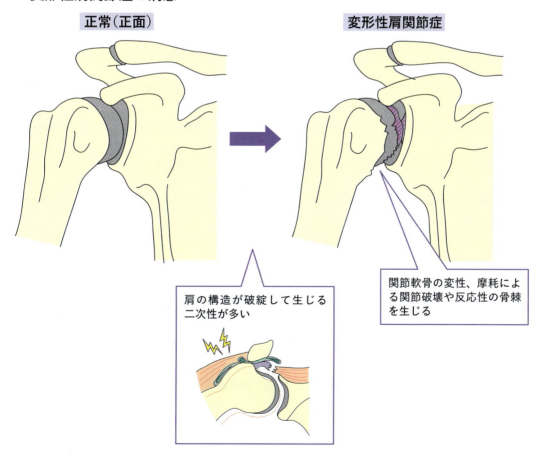

正常（正面）　→　変形性肩関節症

肩の構造が破綻して生じる二次性が多い

関節軟骨の変性、摩耗による関節破壊や反応性の骨棘を生じる

## 2 症状

他の関節にみられる変形性関節症と同様に、初期であれば挙上や内外旋などでの動作時痛、進行すると安静時痛や夜間痛もみられるようになります。

## 3 検査

単純X線写真では、関節裂隙（関節の間）の狭小化、骨棘形成などがみられ、それに伴って可動域が減少してきます。CTでは、肩甲骨関節窩・上腕骨頭の変形の位置・程度を二次元または三次元的に評価します。MRIでは、主に腱板について変性の度合い、断裂の有無について評価します。

▼ **変形性肩関節症の画像診断**

### 単純X線写真（正面像）

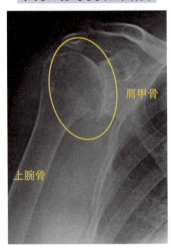

関節の間が消失し、上腕骨と関節窩（肩甲骨）が接している。

### 正常のCT（水平断）

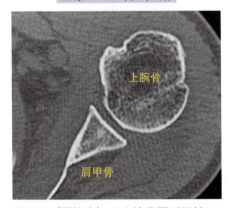

肩甲骨（関節窩）と上腕骨頭が正対し、関節の間が存在する。

### 変形性肩関節症のCT（水平断）

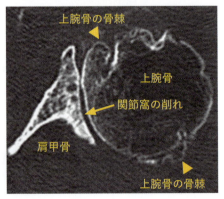

関節の間が消失し、上腕骨の骨棘と関節窩（肩甲骨）の削れを認める。

## 4 治療

鎮痛薬の内服、関節内注射、リハビリテーションなどの保存療法を行っても、痛みや可動域制限にて日常生活動作（activities of daily living：ADL）に支障をきたす場合は手術療法を検討します。

### ❶ 保存療法

安静時痛・夜間痛に対しては、炎症の鎮静化を目的に、NSAIDs の内服、**ヒアルロン酸またはステロイドの関節内注射**を行います。動作時痛・可動域制限に対しては、肩関節を正常な位置で動かすための腱板の機能訓練や、肩甲骨や胸椎の可動による代償運動の促進などの**運動療法**、ヒアルロン酸などの**関節内注射**を行います。

### ❷ 手術療法

関節に変形を認め、腱板は正常もしくは修復できる場合、主に**（解剖学的）人工肩関節置換術（total shoulder arthroplasty：TSA）**を行います。

修復困難な腱板断裂を合併している、関節の変形が著明であるなど、（解剖学的）人工肩関節置換術では術後の肩関節の安定性が確保できない患者では、肩甲骨側と上腕骨側の構造を真逆にした**リバース型人工肩関節置換術（RSA）** → p.42 を行う場合もあります。

## >> （解剖学的）人工肩関節置換術（TSA）

| | |
|---|---|
| 目的 | ・変形した肩関節を人工関節に置換することにより、痛みや可動域の改善を図る |
| 適応 | ・関節に変形を認め、保存療法を行っても、症状によりADLに支障をきたしている場合 |
| 術式<br><br>**術中体位**<br>ビーチチェア位<br>**麻酔方法**<br>全身麻酔 | ・変形した肩関節（上腕骨と関節窩）を金属やポリエチレン製の人工関節に置換する<br><br>術前（骨棘、軟骨のすり減り） → 術後 |
| メリット | ・摩耗した関節を人工関節に置換することにより、痛みや可動域が改善することが期待される |
| デメリット | ・関節の安定性が悪いと早期に人工関節がゆるんだり、脱臼したりすることがある |
| 術後管理 | **手術翌日**：リハビリテーションを開始する<br>↓<br>**術後2週以内**：術創部や全身状態が問題なければ退院可能　自宅に退院して週に2回程度の通院リハビリテーションを行う<br>↓<br>**術後2〜3週**：装具が外れ、自分の力で腕を動かす練習が始まる<br>↓<br>**術後2〜3か月**：日常生活をおおむね問題なく行える状態になる<br><br>・外転装具 → p.59：修復した腱板（主に肩甲下筋）や肩関節の安静のために使用する |
| 特に注意すべき術後合併症 | ・脱臼、修復した腱板の再断裂 |

## 上肢 肩の外傷

# 肩関節脱臼

## 1 病態

　肩関節は、骨性の支持が非常に少なく、人体のなかで**最も脱臼しやすい関節**になります。
　脱臼を防ぐため、関節唇（＝軟骨様の堤防）、関節包（＝袋）といった構造が発達していますが、脱臼をすると、これらの構造が破壊されてしまいます。
　脱臼時に前方の関節唇が肩甲骨の関節面から剥離したものを**バンカート損傷**といい、同部位で骨片や骨欠損が生じたものを特に骨性バンカート損傷といいます。また、脱臼時に生じた上腕骨頭の陥没骨折を**ヒルサックス損傷**といいます。

▼ 肩関節脱臼の原因

| スポーツ、転倒 | 肩関節に大きな力がはたらくことにより生じる |

▼ 肩関節脱臼の病態

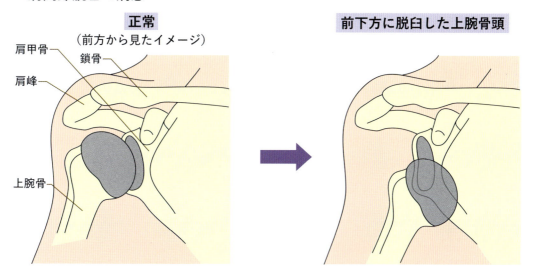

▼ 前方関節唇や関節窩縁の骨折（バンカート損傷）

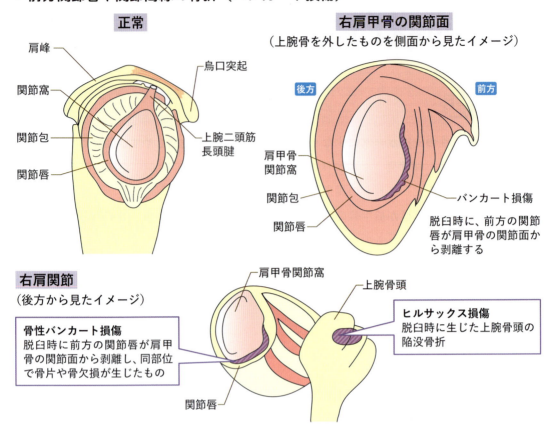

## 2 症状

前方脱臼をしていれば、激しい痛みを伴い、肩峰下の外側に陥凹を認め、上肢を動かすことが困難になります。合併する腱板損傷や腋窩神経麻痺（腕神経叢麻痺）の有無を確認します。

## 3 検査

**単純X線写真は、前後正面とScapular Y（肩甲骨に対する真側面像）の必ず2方向で撮影**し、骨頭位置の評価、合併する肩関節周囲の骨折の有無や骨欠損を確認します。

骨病変の詳細な評価、腱板を含めた軟部組織などの合併損傷の評価、治療方針の検討のため、適宜 **CT（3D-CT）**、**MRI** を施行します。MRIでは軟部組織の損傷程度をより詳細に把握するため、撮影前に関節内に生理食塩液を注入する場合があります。

代表的な前方不安定症のストレステストとして、Apprehension（アプリヘンジョン）テストがあり、他動的に外転・外旋させて脱臼不安感の増強を確認します。

▼ 肩関節脱臼の3D-CTとMRI(右肩)

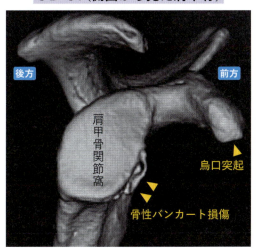
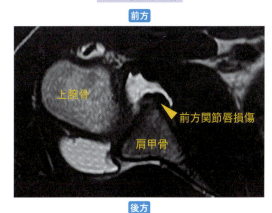

## 4 治療

　治療方針に関しては、さまざまな意見、方法があり、施設によって異なります。基本的には、初回の脱臼であれば、組織の修復を期待し、理学療法や装具などを用いた保存療法となります。しかし、再脱臼率が高いこと、再脱臼しなくても不安感が残存し、パフォーマンスが低下する可能性が高いことから、初回脱臼でも手術療法を検討する場合があります。

　若年スポーツ競技者の再脱臼率は一般的に約90％といわれ、非常に高い再受傷率となります。脱臼を繰り返す（反復性肩関節脱臼へ移行する）ようになると、肩の不安感が残り、日常生活やスポーツでの障害が出ることも多く、積極的に手術療法を検討していきます。

### ❶ 保存療法

　初回の脱臼に対する保存療法は、約3週間の固定の後、リハビリテーションを行い、1〜2か月での装具装着またはテーピングでの復帰をめざすことになります。

　2回目以降の脱臼では、固定による関節内の修復はほぼ期待できず、不安定性は残存すると考え、早期の可動域再獲得や筋力回復に努めます。

### ❷ 手術療法

　手術療法は、大きく分けて**鏡視下バンカート修復術**と**烏口突起移行術**があります。手術方法の選択には、患者のスポーツ競技や骨の欠損など、病態に合わせて、個々の症例に応じて総合的に評価し、判断する必要があります。

## 鏡視下バンカート修復術

現在最も一般的に施行されている手術方法です。

| | |
|---|---|
| 目的 | ・損傷したバンカート損傷を修復し、肩関節の制動をする |
| 適応 | ・骨欠損の小さい症例<br>・手術選択に関しては、骨欠損のみならず、個々の症例に応じて総合的に判断する |
| 術式<br>（関節鏡視画像）<br><br>術中体位<br>ビーチチェア位<br>麻酔方法<br>全身麻酔（＋腕神経叢ブロック） | ・アンカー → p.41 を関節窩（関節の端）の最適部位に4か所挿入し、付属の糸で関節包と関節唇を縫いつけて正常の構造に近づくよう、できる限り修復する方法<br>・通常、すべての手技を関節鏡で施行し、創部は1cm程度のものが3つだが、追加処置を行う場合は増える可能性がある<br><br>**右肩甲骨の関節面（上腕骨を外したもの）**<br><br>**レンプリサージ**<br>・症例に応じて追加する補強措置。レンプリサージはフランス語で"満たす"という意味で、ヒルサックス損傷で生じた欠損部にアンカーを挿入し、腱板で"満たす"方法<br><br>**右肩関節を後方から見たイメージ**<br><br>術前：前下方関節唇損傷（バンカート損傷）<br>術後：修復された関節唇 |

| | |
|---|---|
| メリット | ・低侵襲で感染のリスクが少ない |
| デメリット | ・可動域制限<br>・受傷前以上の安定性の獲得は期待できない |
| 術後管理 | **手術翌日** → リハビリテーションを開始<br>**術後2〜4日** → 術創部や全身状態が問題なければ退院<br>退院後、週に2回程度の通院リハビリテーションを行う<br>**術後3〜4週** → 装具が外れ、可動域、腱板訓練（チューブを用いた訓練や制限付きの自動訓練など）が始まる<br>**術後3か月** → 日常生活をおおむね問題なく行える状態になる<br>**術後6か月** → MRI検査を施行し、関節唇の修復状況を確認後、重労働やスポーツ復帰が可能となる<br><br>**肩関節装具**<br><br>修復した関節唇の緊張緩和を目的に手術終了時から装着する |
| 特に注意すべき術後併症 | ・再脱臼 |

上肢　肩の外傷

## >> 烏口突起移行術

| | |
|---|---|
| 目的 | ・バンカート修復に加えて、付着する腱ごと烏口突起を移行する |
| 適応 | ・反復性肩関節脱臼（競技者同士の接触が多いスポーツ選手や骨欠損の大きい症例） |
| 術式<br><br>**術中体位**<br>仰臥位<br>**麻酔方法**<br>全身麻酔（＋腕神経叢ブロック） | ・関節鏡を使用せず、直視下に行う方法<br>・肩の前方を4〜5cm切開し、損傷されたバンカート病変の修復とともに、烏口突起という肩甲骨前方の骨を腱ごと骨切りし、肩甲骨関節窩前下方へ移行する<br><br>**関節窩前下方へ移行後のイメージ**<br>肩峰／移行した烏口突起／肩甲骨関節窩／上腕骨／共同腱<br><br>**右肩甲骨の関節面（上腕骨を外したもの）**<br>肩峰／烏口突起／肩甲骨関節面／スクリュー／移行した烏口突起＋共同腱 |
| メリット | ・制動効果が高い（低い再脱臼率） |
| デメリット | ・可動域制限　・侵襲が大きい |
| 術後管理 | **手術翌日** リハビリテーションを開始する<br>↓<br>**術後2〜4日** 術創部や全身状態が問題なければ退院となる<br>退院後、週に2回程度の通院リハビリテーションを行う<br>↓<br>**術後3〜4週** 装具が外れるが、可動域訓練はストレッチ程度<br>腕を振らずにジョギングは開始する<br>↓<br>**術後3〜4か月** CT検査で骨の状態を確認し、筋出力と肩関節機能の再獲得後、コンタクト練習が可能となる<br>↓<br>**術後5か月** 重労働やスポーツ復帰が可能となる<br><br>・肩関節装具：鏡視下バンカート修復術→p.50と同様に、修復した関節唇や移行した骨の緊張緩和を目的に手術終了時から装着する |
| 特に注意すべき術後合併症 | ・再脱臼、感染、スクリュー折損 |

# 上肢 肩の外傷
# 上腕骨近位端骨折

## ① 病態

　上腕骨近位端骨折は、基本的に、上腕骨近位端の最大幅を一辺とする正方形の骨折のことをいいます。高齢者の増加に伴い、**発生率は増加傾向**にあります。

▼ 上腕骨近位端骨折の原因

| 高エネルギー外傷 | 交通事故や高所転落、スポーツなど。若年者に多い |
| --- | --- |
| 低エネルギー外傷 | 転倒など。中高年の女性に多い |

▼ 上腕骨近位端骨折の病態

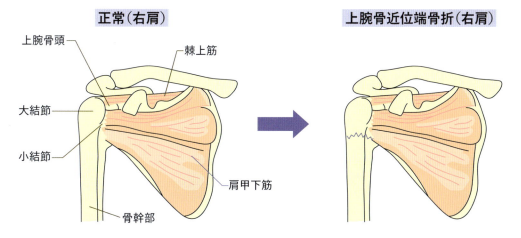

## ② 症状

　受傷後、激しい痛み、腫脹、皮下出血を認め、上肢を動かすことが困難になります。
　また、合併する神経の麻痺（腋窩神経麻痺や腕神経叢麻痺）、血管損傷（腋窩動静脈）を確認します。

▼ 上腕骨近位端骨折で注意すべき神経と血管

▼ 観察する主な症状

・三角筋の収縮
・肩外側の知覚障害
・手指の麻痺
・患肢の冷感・色調
・橈骨動脈（触知可能か）

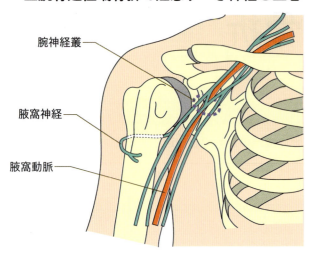

腕神経叢
腋窩神経
腋窩動脈

# 3 検査

## ❶ 画像診断

単純X線写真は、前後正面とScapular Yの必ず2方向で撮影します。単純X線写真のみでは診断困難なケースもあり、骨折の転位の詳細な評価、腱板含めた軟部組織などの合併損傷の評価、治療方針の検討のため、適宜 **CT（3D-CT）、MRI検査** を行います。

▼ 上腕骨近位端骨折の画像診断（左肩関節）

単純X線写真（正面像）　単純X線写真（ScapularY）

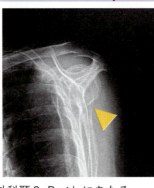

3D-CT

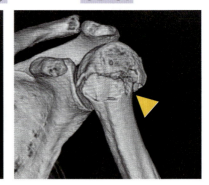

本症例は、修正Neer分類の「外科頚2-Part」にあたる。

## ❷ 分類

　上腕骨近位端骨折は、骨に付着する筋肉・腱により、骨頭、大結節、小結節、骨幹部の4つの分節に分かれます。この分節に従い、転位骨片数と脱臼の有無による分類をしたのが修正 Neer 分類で、治療方針の決定に役立てられます。

### ▼ 修正 Neer 分類

各分節間が1cm 以上の離開あるいは 45°以上の回旋変形がある場合に「転位あり」と評価する。

| 1-Part | | 2-Part | 3-Part | 4-Part |
|---|---|---|---|---|
| 最小転位 (minimal displacement) | 解剖頸 | | | |
| | 外科頸 | A B C | | 外反嵌入 (valgus impacted) |
| | 大結節 | | | |
| | 小結節 | | | |
| | 脱臼骨折 前方 | | | 関節面 (split) |
| | 脱臼骨折 後方 | | | (impression) |

島村安則：Ⅷ 抑えておくべき基本　骨折治療テクニックの実際　2.上腕骨近位部骨折　1) ロッキングプレート．最上敦彦，骨折治療基本手技アトラス．全日本病院出版会，東京，2019：126．より転載
(Neer CS 2nd : Four-segment classification of proximal humeral fractures: purpose and reliable use. *J Shoulder Elbow Surg* 2002；11(4)：389-400．)

## 4 治療

　上腕骨近位端は**血流が豊富で、骨癒合が得られやすいため、半数以上が保存療法の適応**となります。しかし、骨折の転位が大きく、整復位の得られないものでは手術療法を検討することになります。

　治療方法の選択には、骨折形態や転位の程度、骨質、患者背景（年齢、生活レベル、合併疾患、利き手など）を総合的に評価し、判断する必要があります。

### ❶ 保存療法

　シーネなどによる固定はできないため、肩関節装具で上肢の負荷がかからないように適切な高さに調整し、固定します。しかし、肩関節は、固定により拘縮してしまうリスクがあるため、受傷早期の段階から運動療法（振り子運動）を開始します。

　また、睡眠時には、肩関節が伸展しないように腕の下に枕などを置くなど、姿勢の指導を行います。経過中に転位の増大を認めれば、その都度、手術加療も考慮します。

▼ 肩関節の振り子運動
体幹が床面と並行になる姿勢で行う。

▼ 肩関節装具の装着のポイント
骨折部に上肢の荷重がかからないよう、ベルトの高さを調節する。

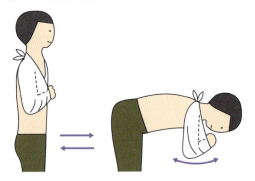
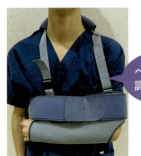

ベルトで荷重を調節する

### ❷ 手術療法

　若年者や上腕骨頭壊死リスクの低い症例では、**骨接合術**（髄内釘固定やプレート固定）、高度粉砕症例で上腕骨頭壊死のリスクが高い症例では、**人工肩関節置換術**（人工骨頭置換術 → p.58 や、リバース型人工肩関節置換術 → p.42 ）を行います。

## >> 骨接合術

骨接合術は大きく分けて、**髄内釘固定**によるものと**プレート固定**によるものがあります。上腕骨頭の内反変形の防止と大小結節の再転位の防止がポイントとなります。

| | 髄内釘固定 | プレート固定 |
|---|---|---|
| 目的 | ・除痛<br>・関節機能の改善 | ・除痛<br>・関節機能の改善 |
| 適応 | ・骨頭頂部が温存され、骨頭骨片の軟骨下骨に複数本の横止めスクリューが挿入できる症例（高齢者や2パート骨折がよい適応） | ・多骨片骨折や青壮年者、3パート以上の骨折 |
| 術式<br>（単純X線写真）<br><br>術中体位<br>ビーチチェア位<br>麻酔方法<br>全身麻酔（＋腕神経叢ブロック） | ・骨頭の頂部より髄内釘を挿入し固定する方法で、Head anchoring効果（髄内釘そのものにより骨頭骨片を把持し、制動化する）が期待できる<br>左肩関節（正面像）　髄内釘<br>術前　→　術後 | ・プレートによる固定で、スクリューがプレートにロッキングされることにより、角度安定性を持った多数本のスクリューを骨頭に挿入できる<br>左肩関節（正面像）　ロッキングスクリュー<br>術前　→　術後<br>プレート |
| メリット | ・髄内釘で骨頭骨片を把握でき、低侵襲 | ・角度安定性をもつロッキングスクリューを骨頭に多数本挿入できる |
| デメリット | ・腱板に対する影響がある（手術のアプローチの際に、一度線維方向に切る） | ・展開による侵襲が大きい |
| 術後管理 | **手術翌日** 術創部の確認を行う<br>↓<br>**術後2～4日** 術創部や全身状態が問題なければ退院となる　痛みに応じて装具が外れる<br>↓<br>**術後2～3週** 自分の力で腕を動かす練習が始まる（骨折の程度により遅れる可能性がある）<br>↓<br>**術後2～4か月** X線画像検査を施行して骨の状態を確認し、荷重や負荷を検討していく<br>・（プレート固定のみ）肩関節装具：鏡視下バンカート修復術と同様に、修復した関節唇や移行した骨の緊張緩和を目的に手術終了時から装着する | |
| 特に注意すべき術後合併症 | ・スクリューの緩みや脱落、再転位 | ・再転位やスクリューの関節内突出 |

転位の大きい症例や、脱臼を伴う症例、高齢者など骨頭壊死リスクの高い症例では、**人工肩関節置換術**が適応となります。骨折に対する人工肩関節置換術は、大きく分けて**人工骨頭置換術**によるものと**リバース型人工肩関節置換術（RSA）** → p.42 によるものがあります。

リバース型人工肩関節置換術は、2014年に本邦でも承認されてからは、その良好な治療成績から、近年増加傾向にあります。もともと腱板断裂性関節症に対して開発されたものですが、上腕骨近位部骨折に対しても適応が拡大されています。

## >> 人工骨頭置換術

| | |
|---|---|
| 目的 | ・確実な除痛 |
| 適応 | ・骨頭壊死リスクの高い症例で、結節温存が可能な場合 |
| 術式<br>（単純X線写真）<br><br>術中体位<br>ビーチチェア位<br>麻酔方法<br>全身麻酔＋腕神経叢ブロック | ・転位した上腕骨頭を摘出し、人工骨頭に置換する<br>・適切な上腕骨近位部の解剖学的な再建を、インプラントを用いて施行する<br><br>左肩関節（正面像）<br>術前 → 術前 |
| メリット | ・確実な除痛が得られる |
| デメリット | ・術後の可動域は限定的で、結節の癒合が成績を大きく左右する |
| 術後管理 | **手術翌日** リハビリテーションを開始する<br>↓<br>**術後2週以内** 術創部や全身状態が問題なければ退院となる<br>退院後、週に2回程度の通院リハビリテーションを行う<br>↓<br>**術後3〜6週** 装具が外れ、自分の力で腕を動かす練習が始まる<br>↓<br>**術後3か月** 日常生活をおおむね問題なく行える状態になる |
| 特に注意すべき術後合併症 | ・結節に関する合併症（筋力低下や挙上困難など） |

#### ▼ 外転装具の装着のポイント

外転、屈曲位で、結節への負荷を避ける。

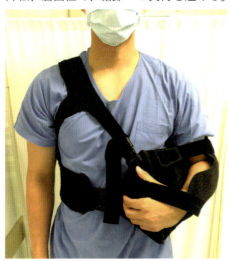

## >> リバース型人工肩関節置換術（RSA） → p.42

| 目的 | ・確実な除痛とある程度の挙上角度の獲得 |
|---|---|
| 適応 | ・骨頭壊死リスクが高く、結節の温存ができない場合や修復不能な広範囲腱板断裂を伴った場合 |
| 術式 | → p.42 |
| メリット | ・確実な除痛とある程度の挙上角度を担保できる<br>・術後の機能回復が早く、リハビリテーションが容易 |
| デメリット | ・下垂位での内外旋や水平内転の可動域制限が生じる可能性がある |
| 術後管理 | → p.42 |
| 特に注意すべき術後合併症 | → p.42 |

## ●本書に登場する主な手術❶（脊椎・上肢）

| 項目 | 術式 | 疾患・外傷名 | ページ |
|---|---|---|---|
| 頚椎疾患 | 頚椎前方除圧固定術（ACDF） | 頚椎椎間板ヘルニア | 13 |
| | | 頚椎症性脊髄症 | 17 |
| | | 頚椎症性神経根症 | 20 |
| | | 頚椎後縦靭帯骨化症（頚椎OPLL） | 23 |
| | 頚椎人工椎間板置換術（TDR） | 頚椎椎間板ヘルニア | 14 |
| | | 頚椎症性神経根症 | 20 |
| | 頚椎椎弓形成術 | 頚椎症性脊髄症 | 17 |
| | | 頚椎後縦靭帯骨化症（頚椎OPLL） | 23 |
| | 頚椎後方除圧固定術 | 頚椎後縦靭帯骨化症（頚椎OPLL） | 23 |
| 腰椎疾患 | LOVE法（顕微鏡下脊柱管内ヘルニア摘出術） | 腰椎椎間板ヘルニア | 28 |
| | MED法（内視鏡下腰椎椎間板摘出術） | 腰椎椎間板ヘルニア | 28 |
| | 除圧術 | 腰部脊柱管狭窄症 | 32 |
| | 椎体間固定術 | 腰部脊柱管狭窄症 | 32 |
| | 経皮的椎体形成術（BKP） | 腰椎圧迫骨折（骨粗鬆症性） | 36 |
| | 後方椎体間固定術 | 腰椎圧迫骨折（骨粗鬆症性） | 36 |
| 肩の慢性疾患 | 関節鏡下腱板修復術（ARCR） | 腱板断裂 | 41 |
| | リバース型人工肩関節置換術（RSA） | 腱板断裂 | 42 |
| | | 変形性肩関節症 | 45 |
| | 人工肩関節全置換術（TSA） | 変形性肩関節症 | 46 |
| 肩の外傷 | 鏡視下バンカート修復術 | 肩関節脱臼 | 50 |
| | 烏口突起移行術 | 肩関節脱臼 | 52 |
| | 骨接合術（髄内釘固定・プレート固定） | 上腕骨近位端骨折 | 57 |
| | 人工骨頭置換術 | 上腕骨近位端骨折 | 58 |
| | リバース型人工肩関節置換術（RSA） | 上腕骨近位端骨折 | 59 |
| 肘・手の慢性疾患 | 直視下手根管開放術 | 手根管症候群 | 65 |
| | 鏡視下手根管開放術 | 手根管症候群 | 65 |
| | 母指中手骨切り術 | 母指CM関節症 | 69 |
| | CM関節形成術 | 母指CM関節症 | 70 |
| | CM関節固定術 | 母指CM関節症 | 70 |
| | 関節鏡下手術 | 上腕骨外側上顆炎 | 74 |
| | 直視下手術（Nirschl法） | 上腕骨外側上顆炎 | 74 |
| 肘・手の外傷 | 観血的整復固定術 | 橈骨遠位端骨折 | 78 |
| | | 舟状骨骨折 | 82 |
| | 偽関節手術 | 舟状骨骨折 | 83 |
| | 経皮的鋼線刺入固定術 | 上腕骨顆上骨折（小児） | 87 |

（下肢・四肢の主な手術 ➡ p.88）

# 上肢 肘・手（手指）

上腕骨と橈骨・尺骨との間にある関節が「肘関節」、橈骨・尺骨と手根骨との間にある関節が「手関節」です。肘関節は、屈曲・伸展、前腕の回旋運動を行い、物を持ち上げたり押し出す動作に関与します。手関節も屈曲・伸展、回旋運動を行い、手の把持動作、手の感覚によって物を識別することに重要な役割を果たしています。

## 肘関節（右肘）

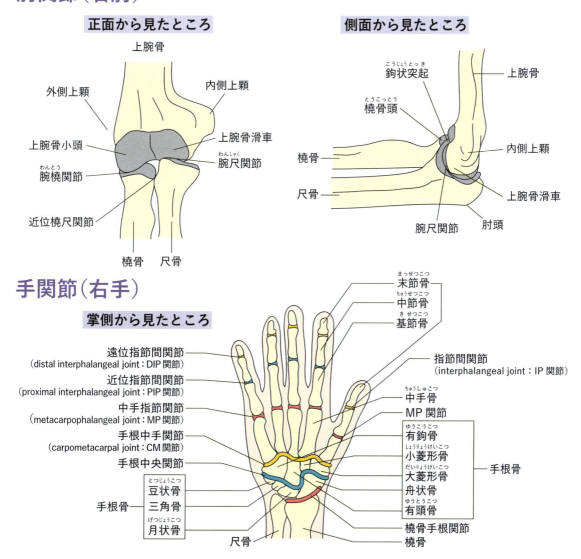

## 手関節（右手）

# 手根管症候群

上肢 肘・手の慢性疾患

## 1 病態

手根管症候群は、**手根管内圧が上昇することで起こる絞扼性神経障害**です。特発性の場合が多いです。

▼ 手根管症候群の原因

| | |
|---|---|
| 屈筋腱の滑膜炎 | 非特異的、関節リウマチ、感染、痛風など |
| アミロイド沈着 | アミロイドーシスや透析患者など |
| 手根管内の腫瘍 | ガングリオンなど |
| 外傷 | 橈骨骨折、手根骨脱臼など |
| その他 | 糖尿病、肥満、妊娠など |

> **KEY WORD**
> 絞扼性神経障害 ▶ 神経が解剖学的に狭い空間を通過している箇所で、慢性的に圧迫や刺激されることで引き起こされる。

▼ 手根管症候群の病態

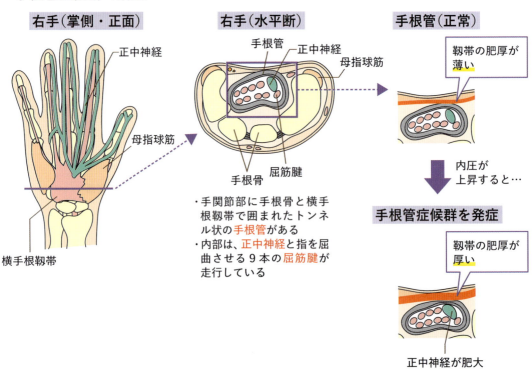

62

## 2 症状

正中神経支配領域の**母指から中指あるいは環指まで、しびれが出現**します。

しびれは、明け方に強く、目を覚ますと手のしびれと痛みを伴います。手のこわばり感も伴います。病状が進行すると、母指球筋の萎縮を伴い、つまみ動作が障害されるため、縫い物など細い動作がしづらくなります。

▼ 典型的な正中神経支配領域

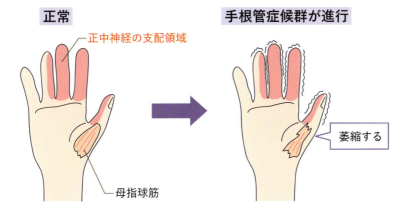

## 3 検査

理学所見では、Tinel（ティネル）様徴候、Phalen（ファーレン）テスト、母指球筋徒手筋力検査などを行います。単純X線写真では、外傷の既往がある場合、手関節の変形や手根骨の配列異常を確認します。超音波・MRIでは、手関節の腫脹や腫瘤が疑われる場合、手根管内の占拠性病変や屈筋腱の滑膜炎などを確認します。神経伝導速度では、正中神経の手関節以遠の伝導障害を確認します。

▼ 手根管症候群の理学所見

### Tinel（ティネル）様徴候

しびれ・痛みが指先まで響く
➡陽性

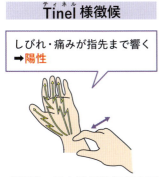

手関節の正中神経絞扼部を叩いたときに、しびれや、痛みが指先まで響くかを確認する。

### Phalen（ファーレン）テスト

しびれ・痛みが悪化
➡陽性

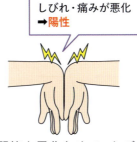

手関節を屈曲させて、しびれや痛みが悪化するかを確認する。

### 母指球筋徒手筋力検査

母指球筋の筋力が低下する
➡陽性

母指球筋の筋力などを確認する。

上肢　肘・手の慢性疾患

▼ 手根管症候群の画像診断

単純X線写真（左手・側面像）

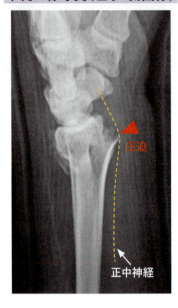

手関節の変形により正中神経が圧迫されている。

## 4 治療

### ❶ 保存療法

　内服加療（消炎鎮痛薬、神経性疼痛緩和薬、ビタミンB12など）や、手関節の運動制限のために手関節装具やシーネ固定を行います。

　装具療法は、手根管内浮腫を軽減し、神経血流を改善させる効果があります。また、理学療法で正中神経を滑走させたり腱滑走運動を行うことで、癒着が解除され、症状が軽減することがあります。痛みが強い場合、痛みを軽減するために手根管内注射を行うことがありますが、神経損傷を起こさないように注意が必要です。

▼ 主な保存療法

| 手関節装具 | 腱滑走運動 | 手根管内注射 |
|---|---|---|
| 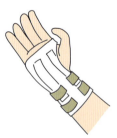 | 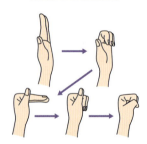 | 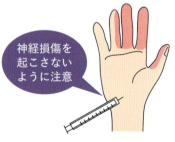 |
| 手関節を固定することで、手根内圧が安定し症状が改善する。 | 屈筋腱を動かす（モビリゼーションを行う）ことで正中神経の可動性を改善させる。1日3回、各位置を7秒間保持する。 | 手根内にステロイド入りの局所麻酔を注入することで、一定期間、症状が改善する。 |

## ❷ 手術療法

**直視下手根管開放術**と**鏡視下手根管開放術**があります。

### ≫ 直視下手根管開放術・鏡視下手根管開放術

| | 直視下手根管開放術 | 鏡視下手根管開放術 |
|---|---|---|
| 目的 | ・手根管で圧迫されている正中神経の圧迫を解除すること ||
| 適応 | ・保存治療抵抗性、母指球筋萎縮を認めている | ・保存治療抵抗性、単純除圧で症状改善が見込めるもの<br>・骨折後や、母指対立再建が必要な場合は適応外 |
| 術式<br><br>術中体位<br>仰臥位（患側を台に乗せて実施）<br>麻酔方法<br>（直視下）局所麻酔<br>（鏡視下）伝達麻酔 | ・横手根靱帯の直上より皮膚を切開し、横手根靱帯の表層から靱帯を切開して手根管を開放する<br><br>浅指屈筋<br>正中神経 | ・手根管内に専用装置を挿入し、手根管内から横手根靱帯を切開して手根管を開放する<br><br>手根管内から切開する<br>ここから専用装置を挿入<br>横手根靱帯<br>正中神経<br>専用装置<br>尺骨神経 |
| メリット | ・直視下に神経を確認するため、神経損傷のリスクが低い | ・創部が小さい<br>・術後の痛みが少ない<br>・社会復帰が早い |
| デメリット | ・鏡視下と比べると、皮膚切開の範囲が大きくなる<br>・手掌に痛みが残ることがある | ・神経を直視下に確認できない<br>・直視より難易度が高い |
| 術後管理 | ・特別な活動制限は必要ない<br>・**Pillar pain**を伴うことがあるため、痛みが強い場合は軽快するまで、手の使用頻度を控える必要がある ||
| 特に注意すべき術後合併症 | ・特になし ||

### 🔑 KEY WORD

**Pillar pain** ▶ 横手根靱帯を切開し手根管を開放後に、手のひら出現する痛み。

上肢　肘・手の慢性疾患

# 母指CM関節症

## 1 病態

母指CM関節症は、**中年以降の女性に発症が多い**変形性関節症です。

CM関節とは、carpometacarpal joint（CM、手根中手関節）の略であり、母指CM関節は、手根骨の1つである大菱形骨と母指中手骨（第1中手骨）で構成された**鞍関節**です。

CM関節のなかで、母指と環小指は可動性をもっており、母指は環小指より多方向性に可動域を有します。

### ▼母指CM関節症の原因

| 手の使いすぎ | 靱帯のゆるみや関節軟骨の摩耗が生じる |
|---|---|
| 加齢 | |

**KEY WORD**

鞍関節 ▶ 鞍は人が馬に乗るときに用いる馬具の一種で、CM関節面が鞍のような形状をしている。

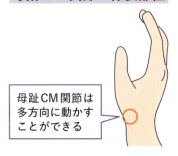

母指CM関節の体表部位

母趾CM関節は多方向に動かすことができる

### ▼母指CM関節症の病態

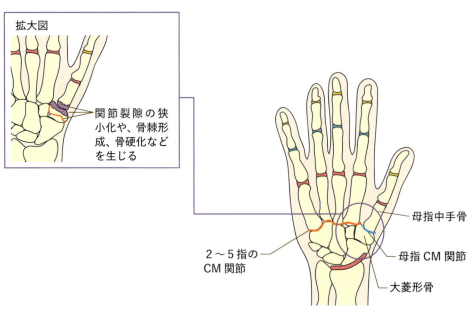

拡大図

関節裂隙の狭小化や、骨棘形成、骨硬化などを生じる

2～5指のCM関節

母指中手骨

母指CM関節

大菱形骨

## ② 症状

母指 CM 関節部の痛みと腫脹を伴います。物をつまむ、蓋を開ける、ドアノブを回すなど、母指に力を必要とするつまみ動作や握り動作で痛みが生じるため、日常生活に影響を及ぼします。

進行すると CM 関節が亜脱臼し、関節の動きが悪くなり、母指内転拘縮、母指 MP 関節過伸展により Z 変形を生じます。

▼ 母指内転拘縮と Z 変形（左手）

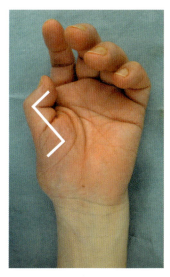
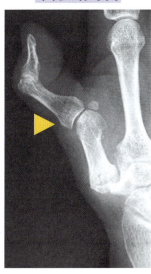

単純X線写真

中手骨が内転し、母指 MP 関節が過伸展している。

## 3 検査

　誘発テストでは、Grind テスト(グラインド)（母指に長軸の圧をかけて分回し運動を行うと痛みが誘発される）や母指伸展内転テストが用いられ、これらのテストによって CM 関節に痛みが誘発されます。画像検査では、手部単純 X 線写真（2 方向）を撮影し、CM 関節に関節裂隙狭小化、骨棘形成、骨硬化、亜脱臼などを認めます。

　病期分類は Eaton らの X 線分類[1]がよく用いられます。

### ▼ 病期分類（Eaton & Littler の X 線分類）

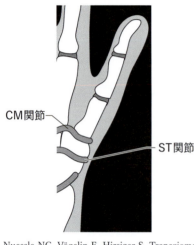

| Stage I | 正常 |
| --- | --- |
| Stage II | CM 関節の軽度〜中等度の狭小化<br>骨硬化、2 mm 以下の骨棘 |
| Stage III | CM 関節の高度の狭小化<br>2 mm 以上の骨棘 |
| Stage IV | Stage III 以上　ST 関節症 |

Nuessle NC, Vögelin E, Hirsiger S. Trapeziometacarpal osteoarthritis - a stepwise therapeutic approach. *Swiss Med Wkly* 2021；151：w20465.

## 4 治療

### ❶ 保存療法

　薬物療法（NSAIDs 内服や外用薬）、生活指導（患肢の安静）、母指 CM 関節内注射（ステロイド）、母指 CM 関節固定用の装具やスプリント（作業療法士などが作成した装具）を使用します。

### ▼ 母指 CM 関節固定用の装具

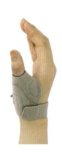

内蔵パッドと母指ストラップで外転位保持するが、動作しやすい。

（画像提供：アルケア株式会社）

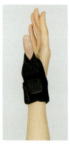

母指ストラップがあり、外転保持力が強い。

（画像提供：日本シグマックス株式会社）

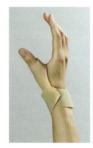

シリコン性でやわらかく、装着・動作しやすい。

（画像提供：中村ブレイス株式会社）

## ❷ 手術療法

<mark>保存療法</mark>に抵抗性があるものは、<mark>手術療法</mark>を行います。手術はさまざまな方法がありますが、大きく分けて以下３つのいずれかが選択されています。

### ≫ 母指中手骨骨切り術

| 目的 | ・母指中手骨の位置、角度を修正することで、関節の不均衡を改善させる |
|---|---|
| 適応 | ・Eaton & Littler 分類の Stage Ⅰ、Ⅱ |
| 術式<br><br>**術中体位**<br>仰臥位<br>**麻酔方法**<br>全身麻酔 | ・中手骨を楔状に骨切りする<br><br>①骨切前の中手骨　②中手骨外側を楔状に骨切する　③骨切りした中手骨を外転・圧着させ、プレートで固定する |
| メリット | ・除痛効果がある<br>・可動域制限が改善する |
| デメリット | ・進行例や関節の不安定性が強いものは適応外 |
| 術後管理 | ・術後早期より可動域訓練を開始<br>・１か月以降、他動での可動域訓練を開始 |
| 特に注意すべき術後合併症 | ・橈骨神経損傷<br>・偽関節 → p.34<br>・CM関節症の進行 |

上肢　肘・手の慢性疾患

## >> CM関節形成術

| 目的 | ・CM関節の土台となる大菱形骨を除去し、腱を用いて関節を再構築させる |
|---|---|
| 適応 | ・Eaton & Littler 分類の Stage Ⅱ、Ⅲ、Ⅳ → p.68 |
| 術式<br>術中体位 仰臥位<br>麻酔方法 全身麻酔 | ・大菱形骨を切除して、靱帯を用いて関節を形成する<br><br>**Eaton法**：橈側手根屈筋腱を半切し、第1中手骨に作成した骨孔を通し、橈側手根屈筋腱にループさせた後に長母指外転筋腱に縫着する<br><br>**Thompson法**：長母指外転筋腱を1本用いて、第1、2中手骨に作成した骨孔を通した後に、短橈側手根伸筋腱に縫合着する |
| メリット | ・除痛効果がある、可動域制限が改善する |
| デメリット | ・ピンチ力（つまむ力）が低下する、中手骨が沈下する |
| 術後管理 | ・腱のゆるみを予防するため第1、2中手骨間に約1か月間ワイヤーで固定し、シーネによる外固定も併用する<br>・1か月以降にリハビリテーションを開始する |
| 特に注意すべき術後合併症 | ・橈骨神経、動脈損傷<br>・中手骨沈下に伴う母指関節痛<br>・母指Z変形 → p.67 |

## >> CM関節固定術

| 目的 | ・CM関節を固定させることで、関節運動を排除させ、痛みの改善を図る |
|---|---|
| 適応 | ・Eaton & Littler 分類の Stage Ⅱ、Ⅲ → p.68 |
| 術式<br>術中体位 仰臥位<br>麻酔方法 全身麻酔 | ・CM関節をネジやプレートを用いて固定する<br>ネジを2本用いて、CM関節を固定する<br>プレートを用いて、CM関節を固定する |
| メリット | ・除痛効果がある、ピンチ力が強い |
| デメリット | ・可動域制限を生じる、隣接関節障害が出現する |
| 術後管理 | ・3週間母指をシーネで固定する。以降は手指の可動域訓練を開始する |
| 特に注意すべき術後併症 | ・橈骨神経損傷<br>・偽関節<br>・隣接関節症 |

文献

1) Nuessle NC, Vögelin E, Hirsiger S. Trapeziometacarpal osteoarthritis - a stepwise therapeutic approach. *Swiss Med Wkly* 2021；151：w20465.

上肢 肘・手の慢性疾患

# 上腕骨外側上顆炎

## 1 病態

　上腕骨外側上顆には前腕の伸筋群（手関節と手指を伸展させる筋肉）が起始しており、これらの筋肉の**腱付着部症**の炎症が上腕骨外側上顆炎です。

　発症年齢は **30〜50代の中年女性に多い傾向**にあります。

▼上腕骨外側上顆炎の原因

| 伸筋群の使いすぎ | 慢性的に牽引ストレスがかかり、腱付着部が変性・断裂する |

**KEY WORD**

**腱付着部症** ▶ 腱が骨に付着する部位で炎症や障害が生じること。

▼上腕骨外側上顆炎の疼痛部位と解剖

・前腕の伸筋群付着部に炎症を生じる。

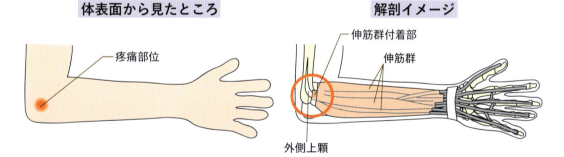

体表面から見たところ　／　解剖イメージ
疼痛部位　伸筋群付着部　伸筋群　外側上顆

## 2 症状

　手を使ったとき（手関節を伸展させるとき）や、物をつかんで持ち上げたり、タオルを絞ったりするときに、前腕外側に痛みが出現します。安静時痛はほとんどありません。

## 3 検査

上腕骨外側上顆に圧痛を認めるため、Thomsen テスト、Chair テスト、中指伸展テストの3つの誘発テストが用いられています。

### ▼ 上腕骨外側上顆炎の誘発テスト

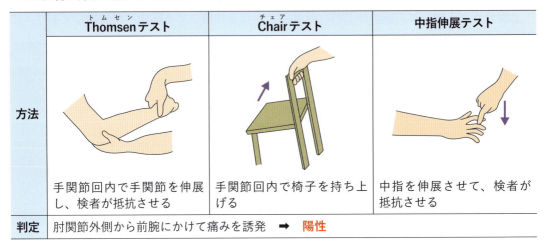

| | Thomsenテスト | Chairテスト | 中指伸展テスト |
|---|---|---|---|
| 方法 | 手関節回内で手関節を伸展し、検者が抵抗させる | 手関節回内で椅子を持ち上げる | 中指を伸展させて、検者が抵抗させる |
| 判定 | 肘関節外側から前腕にかけて痛みを誘発 ➡ **陽性** | | |

また、超音波検査やMRIで外側上顆の腱付着部の炎症を確認することができます。

### ▼ 上腕骨外側上顆炎の画像診断

**超音波画像**

パワードプラー(−)

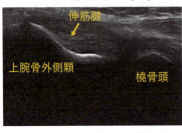

パワードプラー(+)

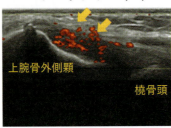

右側のパワードプラーで伸筋群周囲に炎症(➡)を認める。

**MRI**

T2脂肪抑制(冠状断)

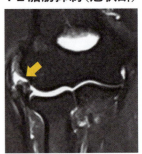

外側上顆付着に高信号変化を認める。

## 4 治療

### ❶ 保存療法

　安静が原則です。**薬物療法（内服、外用薬）**、**理学療法**、**テニスバンド**、**ステロイド局所注射**などを行います。これらの治療が奏効する例が多いです。

　ステロイド局所注射を複数回行うと、難治性に移行することがあるため注意が必要です。

▼ 上腕骨外側上顆炎の主な保存療法

**理学療法**

手関節伸展　　　　　　　　手関節屈曲

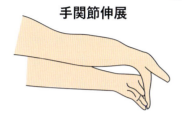
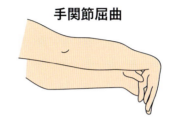

手関節を交互に伸展、屈曲して腱をストレッチする。
ストレッチを行うことで、筋肉の緊張を和らげ柔軟性を改善させる。

テニスバンド　　　　　　　ステロイド局所注射

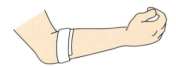
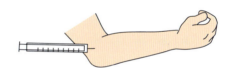

サポーターを使用することで、　筋腱付着部の炎症をおさえるた
伸筋群の負担を軽減させる。　　めに、ステロイドを局所に注射する。

### ❷ 手術療法

　保存療法で症状が改善しない場合は、手術療法を行います。

## >> 関節鏡視下手術

| 目的 | ・関節内から、炎症を引き起こしている伸筋腱群を部分切除する |
|---|---|
| 適応 | ・保存治療抵抗性、肘関節不安定性がない |
| 術式<br>**術中体位**<br>側臥位<br>**麻酔方法**<br>全身麻酔 | ・関節鏡下に、外側上顆周囲の滑膜切除、滑膜ひだ切除、伸筋腱付着部の病巣郭清術を行う |
| メリット | ・低侵襲（周囲組織の侵襲が低い）<br>・創部が小さい |
| デメリット | ・手技に習熟を要する<br>・切除不十分となる可能性がある |
| 術後管理 | ・術後1か月より筋力訓練を開始する |
| 特に注意すべき<br>術後合併症 | ・神経損傷<br>・関節内損傷<br>・疼痛遺残 |

## >> 直視下手術（Nirschl法）

| 目的 | ・損傷・炎症を引き起こしている伸筋群を直視下に確認し、部分切除する |
|---|---|
| 適応 | ・保存治療抵抗性、肘関節不安定性を生じている |
| 術式<br>**術中体位**<br>側臥位<br>**麻酔方法**<br>全身麻酔 | ・直視下に、外側上顆周囲の滑膜切除、滑膜ひだ切除、伸筋腱付着部の病巣郭清術を行う |
| メリット | ・視野が広く、正確に炎症組織を切除可能 |
| デメリット | ・創部が大きくなる<br>・瘢痕形成 |
| 術後管理 | ・肘関節を外固定する。安静目的に外固定は2週間実施し、その後手関節や肘関節の可動域訓練を開始する<br>・術後1か月より筋力訓練を開始する |
| 特に注意すべき<br>術後合併症 | ・皮膚瘢痕<br>・疼痛遺残 |

病巣を切除する

## 上肢 肘・手の外傷
# 橈骨遠位端骨折

## 1 病態

橈骨遠位端骨折は、**上肢の骨折のなかで最も頻度の高い**骨折です。高齢化に伴い、発生率は増加傾向にあります。

▼ 橈骨遠位端骨折の原因

| 若年者 | ・スポーツや事故といった高エネルギー外傷 |
|---|---|
| 中高年者 | ・転倒など比較的軽微な低エネルギー外傷<br>・脊椎圧迫骨折や大腿骨近位部骨折と同様に、骨粗鬆症に伴う脆弱性骨折の１つとして受傷 |

▼ 橈骨遠位端骨折のAO分類

### A 関節外骨折

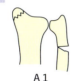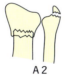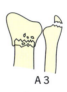

A1 橈骨茎状突起骨折のみ
A2 橈骨関節外骨折で骨折線は単純
A3 橈骨関節外骨折で骨折線は粉砕

### B 関節内部分骨折 ： 骨折線は関節面にかかっているが骨幹端部や骨端部の連続性は保たれている

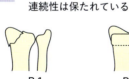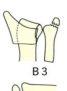

B1 橈骨関節内部分骨折（sagittal）
B2 橈骨関節内部分骨折（背側Barton）
B3 橈骨関節内部骨折（掌側Barton、Smith骨折 Thomas分類Ⅱ型）

### C 関節内完全骨折 ： 骨折は関節面と骨幹端部にあり骨幹部と連続性が断たれている

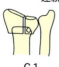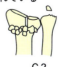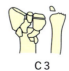

C1 橈骨関節内完全骨折で関節面および骨幹端部の骨折線は単純である
C2 橈骨関節内完全骨折で関節面の骨折線は単純だが骨幹端部の骨折線は粉砕している
C3 橈骨関節内完全骨折で関節面および骨幹端部の骨折線は粉砕している

堀内行雄：橈骨遠位端骨折の分類と治療方針．*MB Orthop* 2000；13(6)：5．より一部改変のうえ引用
(Frenandez DL, et al. Fractures of the distal radius. In：Green DP, Hotchkiss RN, Pederson WC. *Green's operative hand surgery*, 4thed. Churchill Livingstone, New York, 1999：929-985.
Trumble TE, Culp RW, Hanel DP, et al. Intra-articular fractures of the distal aspect of the radius. *Instr Course Lect* 1999；48：465-480.)

## 2 症状

受傷後から激しい痛み、腫脹、皮下出血が生じ、手関節を動かすことが困難になります。骨折の転位が強いと、近くを走行している正中神経がダメージを受け、親指から薬指にかけてのしびれや感覚低下が生じることもあります。

## 3 検査

単純X線写真は、正面像と側面像の2方向で撮影します。単純X線写真のみでは診断困難なケースもあり、骨折の転位の詳細な評価、治療方針の検討のため、CT（3D-CT）検査を施行します。

転位がほとんどなく、単純X線写真とCTでも診断がつかないときには、MRI検査を追加で行うこともあります。

### ▼橈骨遠位端骨折の画像診断

**単純X線写真（正面像）**　　**単純X線写真（側面像）**

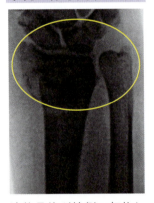 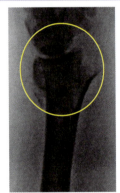

遠位骨片が橈側に転位している。　　遠位骨片が背側に転位している。

**3D-CT**

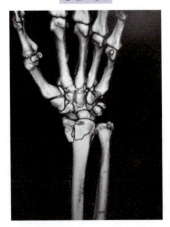

CTを3Dに再構築したもの。回転して、骨折部の全容を見ることができる。遠位骨片が橈側かつ背側に転位している。

# 4 治療

橈骨遠位端は血流が豊富で骨癒合が得られやすいため、転位が小さければ保存療法の適応となります。しかし、骨折の転位が大きく整復位の得られないものや、保存加療中に転位が進行する場合には手術療法を検討することになります。

治療方法の選択には、骨折形態や転位の程度、骨質、患者背景（年齢、生活レベル、合併疾患、利き手など）を総合的に評価し判断する必要があります。

また、橈骨遠位端骨折後には、保存療法と手術療法共通の合併症として、長母指伸筋腱損傷があります。

## ❶ 保存療法

転位が小さいときや、多少の転位があるものの患者背景により手術が難しい場合には、保存療法が選択されます。シーネやギプスなどの固定具を利用して、患部を固定します。

固定具による患部の圧迫に注意する必要があり、特にギプス固定では**ギプス障害**の有無を確認することが重要です。また、ギプス障害を放置すると、**Volkmann拘縮**（フォルクマン）という不可逆性の拘縮を生じます。

### ▼ギプス固定

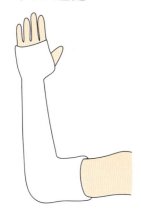

ギプスを用いて患部を固定する際は、ギプス障害が生じていないか確認する。

> **KEY WORD**
> **ギプス障害** ▶ ギプス内で骨折部の腫脹が強くなり、血行障害や神経障害を起こすこと。重篤化すると、筋肉の壊死を引き起こす。固定部よりも先端の皮膚の色調や動きの低下、ギプス内の痛みの増強に注意する。

> **KEY WORD**
> **Volkmann拘縮**（フォルクマン）▶ 前腕屈筋群の阻血により生じる拘縮。手指は、自動的にも他動的にも屈曲伸展ができず、他動的に伸展しようとすると痛みが生じることもある。
>
>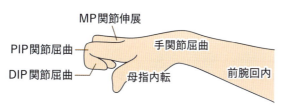

## ❷ 手術療法

転位が大きい場合や、保存加療中に転位が進行する場合などに手術を行います。

### >> 観血的整復固定術

| 目的 | ・麻酔下に整復を行い、プレートによる強固な固定を得る |
|---|---|
| 適応 | ・転位が大きい骨折、早期社会復帰を望む場合 |
| 術式<br>（単純X線写真）<br><br>**術中体位**<br>仰臥位<br>**麻酔方法**<br>全身麻酔／腕神経叢ブロック（術後の除痛目的で上記を併用する場合あり） | 術前（右手・正面像） → 術後<br>遠位骨片が橈側に転位している　橈側転位は整復されている<br><br>術前（右手・矢状断） → 術後<br>遠位骨片が背側に転位している　背側転位は整復されている |
| メリット | ・早期の可動域訓練が可能になる |
| デメリット | ・長母指屈筋腱損傷のリスクがある<br>・抜釘が必要となることがある |
| 術後管理 | ・翌日から痛みに応じて荷重、可動域訓練を開始し、早期のADL回復に努める |
| 特に注意すべき術後合併症 | ・術後再転位<br>・長母指屈筋腱損傷<br>・神経障害 |

> 🔑 **KEY WORD**
>
> **腕神経叢ブロック** ▶ 超音波を用いて腕神経叢（→p.54）に麻酔薬を注入し、上肢に麻酔をかける手技。使用する薬剤によるが、4〜10時間程度の除痛効果がある。麻酔が効いている間は感覚神経と運動神経がともに遮断されるため、術後の感覚障害や運動障害を医師に報告する際には、神経ブロック施行の有無を確認する。

# 上肢 肘・手の外傷
# 舟状骨骨折

## 1 病態

　手根骨の1つである、舟状骨の骨折です。受傷直後には診断がつかずに、偽関節 → p.34 となって診断されることがあります。また、舟状骨は血流が乏しいため骨癒合が不良です。

### ▼ 舟状骨骨折の原因

| 外傷 | 手関節背屈位で手をついたときに受傷することが多い |

### ▼ 舟状骨骨折の分類

**Herbert 分類**（ハーバート）

**TYPE A**

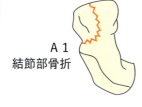
A1
結節部骨折

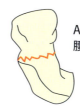
A2
腰部の不完全骨折

**TYPE B：新鮮不安定型骨折**

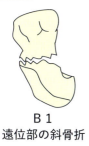
B1
遠位部の斜骨折

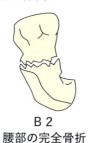
B2
腰部の完全骨折

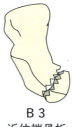
B3
近位端骨折

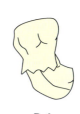
B4
経舟状骨月状骨周囲脱臼

**TYPE C：遷延治療**

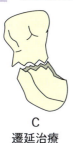
C
遷延治療

**TYPE D：偽関節**

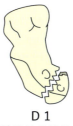

D1
線維性偽関節

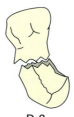
D2
骨硬化性偽関節

Herbert TJ, Fisher WE. Management of the fractured scaphoid using a new bone screw. *J Bone Joint Surg Br.* 1984；66(1)：114-123.

## 2 症状

急性期では、受傷後から手関節の母指側に痛み、腫脹が生じ、手関節を動かすことが困難になります。解剖的嗅ぎタバコ入れ（snuff box）の圧痛が特徴です。

急性期を過ぎると症状は一時改善しますが、放置されて偽関節となると、手関節の変形が進行し、手関節痛、手関節の動かしづらさ、力の入れづらさが現れます。

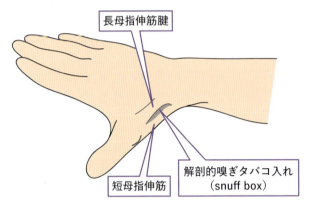

## 3 検査

単純X線写真は、舟状骨を4方向で撮影します。転位がないときには単純X線写真のみでは診断困難なケースもあり、骨折の転位の詳細な評価、治療方針の検討のため、CT（3D-CT）検査を施行します。

単純X線写真とCTでも診断がつかないときには、MRI検査を追加で行います。

### ▼舟状骨骨折の画像診断

**単純X線写真**

（正面像・掌側）

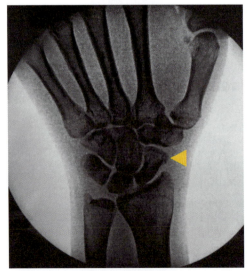

（内旋位）

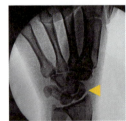

（側面像）

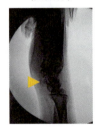

（尺屈位）

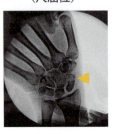

舟状骨を4方向で撮影。それぞれ骨折を認める。

**3D-CT（側面像）**

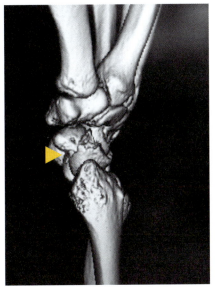
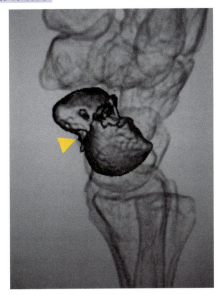

3D-CT側面像で、舟状骨腰部に骨折を認める。

## 4 治療

　転位が小さければ保存療法の適応となります。しかし、長期の固定を行っても癒合しないことがあること、固定期間が長期に及ぶこと、手術の成績が向上していることから、転位が小さくても手術療法を行うことも多くなっています。

### ❶ 保存療法

　転位が小さいときは、ギプスなどの固定具を利用して患部を10〜12週間固定します。前腕遠位から母指の基節骨までを固定する **thumb spica固定** が多く用いられます。

▼ thumb spica（サムスパイカ）固定

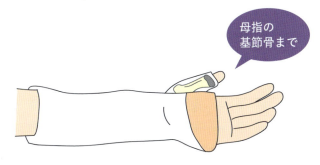

母指の基節骨まで

## ❷ 手術療法

　長期の固定を回避でき、治療成績も向上していることから、転位が小さくても手術を行うことも増えています。

### >> 観血的整復固定術

| 目的 | ・スクリューを使用して圧迫をかけることで、強固な固定を得る |
|---|---|
| 適応 | ・転位が大きい骨折、早期社会復帰を望む患者 |
| 術式<br>（単純X線写真・CT）<br><br>**術中体位**<br>仰臥位<br>**麻酔方法**<br>全身麻酔／腕神経叢ブロック（術後の除痛目的で上記を併用する場合あり） | 術前・単純X線写真（右手・正面像）　　術後・単純X線写真<br><br>術前正面像　　　　　　　　　　　　スクリュー固定後<br><br>術前・CT（右手・側面像）　　　　術後・単純X線写真<br><br>術前側面像　　　　　　　　　　　　スクリュー固定後 |
| メリット | ・早期の可動域訓練が可能になる |
| デメリット | ・スクリューがバックアウト（後退）する可能性がある |
| 術後管理 | ・術後2週間のシーネ固定を行う<br>・翌日から荷重、可動域訓練を開始し、早期のADL回復に努める |
| 特に注意すべき術後合併症 | ・創部感染<br>・術後再転位<br>・スクリューのバックアウト |

## >> 偽関節手術

| | |
|---|---|
| 目的 | ・骨欠損部に骨を充填して固定を行う |
| 適応 | ・骨折部が偽関節となり、痛みがある患者 |
| 術式<br><br>**術中体位**<br>仰臥位<br>**麻酔方法**<br>全身麻酔 | ・橈骨から血管付きで骨を採取して、舟状骨の骨欠損部に移植する手術<br>・橈骨以外に、大腿骨内顆からの血管付き骨移植、腸骨からの骨移植などもある<br>・骨欠損部の大きさから骨採取部位を決定する<br><br>舟状骨／1、2-ICSRA（第1、2伸筋支帯間上下行動脈＝使用する血管）／橈骨／橈骨動脈／皮切 |
| メリット | ・骨癒合が期待できる |
| デメリット | ・痛みが残存してしまう可能性がある<br>・手術手技が煩雑になる |
| 術後管理 | ・術後2週間のシーネ固定を行う |
| 特に注意すべき術後合併症 | ・創部感染<br>・術後再転位<br>・スクリューのバックアウト |

肘・手の外傷

上肢 肘・手の外傷

# 上腕骨顆上骨折(小児)

## 1 病態

上腕骨顆上骨折は、小児の肘周囲の骨折のなかで最も頻度の高い骨折です。

### ▼ 上腕骨顆上骨折（小児）の原因

| 外傷 | 転倒して手をついたり、転落により肘を過伸展することで受傷 |

### ▼ 上腕骨顆上骨折（小児）の病態

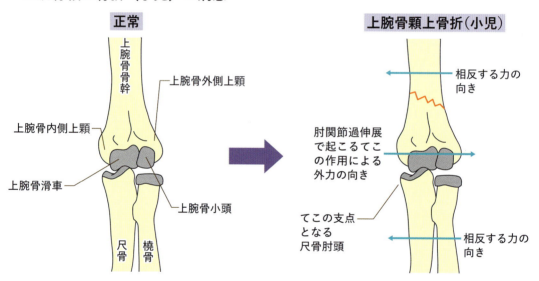

### ▼ Gartland 分類

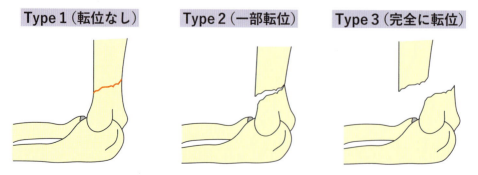

Gartland J. Management of supracondylar fractures of the humerus in children. *Surg Gynecol Obstet* 1959；109：145-154.

▼ Smith- 阿部分類

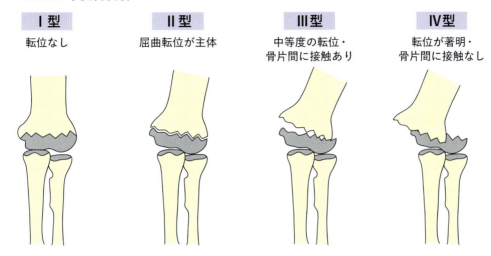

| Ⅰ型 | Ⅱ型 | Ⅲ型 | Ⅳ型 |
| --- | --- | --- | --- |
| 転位なし | 屈曲転位が主体 | 中等度の転位・骨片間に接触あり | 転位が著明・骨片間に接触なし |

Smith FM. Fracture of lower extremity of humerus. Surgery of the Elbow, 2nd. Ed. Philadelphia: Saunders; 1972.

## 2 症状

受傷後から激しい痛み、腫脹が生じ、肘関節を動かすことができなくなります。

転位が大きいと、周囲の神経を圧迫して手指の運動障害、しびれや感覚低下が生じることもあります。また、折れた骨片が皮下組織に干渉して皮下出血を伴うくぼみを生じることがあり、**Pucker sign**（パッカー サイン）と呼ばれます。

本骨折は骨折部以遠の循環器障害を引き起こすことがあり、コンパートメント症候群→p.118をきたすことがあるため注意します。

▼ Pucker sign（パッカー サイン）

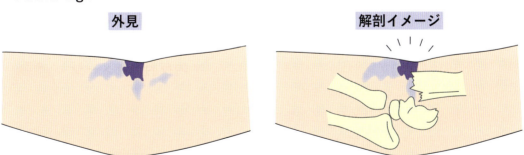

外見　　解剖イメージ

折れた骨片が皮下組織に干渉し、皮下出血を伴うくぼみとなる。

## 3 検査

単純X線写真は、正面像と側面像の2方向で撮影します。単純X線写真のみでは診断困難なケースもあり、骨折の転位の詳細な評価、治療方針の検討のため、CT（3D-CT）検査を行います。

**単純X線写真（正面像）**

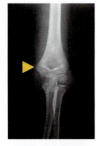

転位ははっきりしない。

**単純X線写真（側面像）**

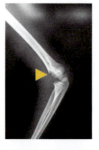

伸展型の転位がある。

**3D-CT（正面像）**

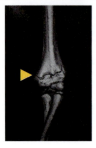

3D-CTで骨折部がわかる。

**3D-CT（側面像）**

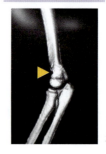

3D-CTで骨折部がわかる。

## 4 治療

転位が小さければ、保存療法の適応となります。しかし、骨折の転位が大きく整復位の得られないものや、保存加療中に転位が進行する場合には、手術療法を検討することになります。

小児の場合は骨のリモデリング → p.2 が期待されるため、前後方向への転位が多少残っていても、成長に伴い変形が矯正されることが期待されます。

しかしながら、転位が小さく見える骨折でも、内反変形や回旋変形のある骨折では、骨のリモデリングによる自家矯正が期待できないため、手術療法の適応となります。内反変形や回旋変形を放置してしまうと、将来的に**内反肘**をきたします。

▼ 内反肘のイメージ

肘が内側に弯曲する変形

### ❶ 保存療法

シーネやギプスなどの固定具を利用して、患部を固定します。

## ❷ 手術療法

保存療法では整復位が得られないような転位の大きい骨折や、自家矯正が得られないような変形がある場合には手術を行います。

### >> 経皮的鋼線刺入固定術

| | |
|---|---|
| 目的 | ・麻酔下に整復し、ピンニング（ピンを使って骨折した部位を固定する）による強固な固定をすること |
| 適応 | ・転位が大きい骨折<br>・内反変形や回旋変形のある骨折 |
| 術式<br>（単純X線写真）<br><br>**術中体位**<br>仰臥位、側臥位、腹臥位（施設によって異なる）<br>**麻酔方法**<br>全身麻酔 | ・転位を整復後にピンで骨折部を固定する<br><br>**術前**（左手・正面像）　→　**術後**<br>転位がある　　　　　　　　転位を整復し、ワイヤーで固定後<br><br>**術前**（左手・側面像）　→　**術後**<br>転位がある　　　　　　　　転位を整復し、ワイヤーで固定後 |
| メリット | ・整復位を保ちながら固定できる |
| デメリット | ・ワイヤーが体表に露出しているため、創部感染するリスクがある |
| 術後管理 | ・術後2週間、肘関節屈曲90°中間位でシーネ固定を行う |
| 特に注意すべき術後合併症 | ・術後再転位<br>・創部感染<br>・神経障害 |

上肢　肘・手の外傷

## ●本書に登場する主な手術❷（下肢・四肢）

| 項目 | 手術名 | 疾患・外傷名 | ページ |
|---|---|---|---|
| 股関節の慢性疾患 | 関節温存手術（寛骨臼回転骨切り術） | 変形性股関節症 | 92 |
| | 人工股関節全置換術（THA） | 変形性股関節症 | 93 |
| | 人工骨頭置換術 | 変形性股関節症 | 93 |
| | 大腿骨内反骨切り術 | 大腿骨頭壊死症 | 99 |
| 股関節の外傷 | 骨接合術 | 大腿骨頚部骨折 | 103 |
| | 人工股関節全置換術（THA） | 大腿骨頚部骨折 | 104 |
| | 人工骨頭置換術（BHA） | 大腿骨頚部骨折 | 104 |
| | 人工関節置換術 | 大腿骨転子部骨折 | 106 |
| | 骨接合術 | 大腿骨転子部骨折 | 107 |
| | 骨接合術 | 大腿骨ステム周囲骨折 | 110 |
| | 人工関節再置換術＋骨接合術 | 大腿骨ステム周囲骨折 | 111 |
| 膝関節の慢性疾患 | 高位脛骨骨切り術（HTO） | 変形性膝関節症 | 117 |
| | 人工膝単顆置換術（UKA） | 変形性膝関節症 | 119 |
| | 人工膝関節全置換術（TKA） | 変形性膝関節症 | 119 |
| 膝関節の外傷 | 関節鏡視下半月板縫合術 | 半月板損傷 | 123 |
| | 部分切除術 | 半月板損傷 | 123 |
| | 関節鏡視下前十字靭帯再建術 | 前十字靭帯損傷 | 126 |
| | 観血的骨接合術（テンション・バンド・ワイヤリング法） | 膝蓋骨骨折 | 133 |
| 足・足関節の慢性疾患 | 矯正骨切り術 | 外反母趾 | 140 |
| | 関節固定術（ラピダス法） | 外反母趾 | 140 |
| | 関節鏡視下手術 | 変形性足関節症 | 145 |
| | 低位脛骨骨切り術 | 変形性足関節症 | 146 |
| | 関節固定術 | 変形性足関節症 | 146 |
| | 人工関節置換術 | 変形性足関節症 | 147 |
| | 矯正骨切り術（外側支柱延長術＋バネ靭帯再建術＋後脛骨筋腱前進移行術） | 扁平足 | 151 |
| | 距骨下三関節固定術 | 扁平足 | 152 |
| 足・足関節の外傷 | 一時的創外固定術 | 足関節周囲骨折（足関節果部・脛骨天蓋骨折） | 158 |
| | 観血的整復固定術（ORIF） | 足関節周囲骨折（足関節果部・脛骨天蓋骨折） | 160 |
| | 足関節外側靭帯修復術 | 足関節外側靭帯損傷（足関節捻挫） | 165 |
| | 足関節外側靭帯再建術 | 足関節外側靭帯損傷（足関節捻挫） | 166 |
| | アキレス腱縫合術 | アキレス腱断裂 | 170 |
| 骨腫瘍 | 広範切除術 | 原発性悪性骨腫瘍 | 176 |
| | 四肢切断術 | 原発性悪性骨腫瘍 | 177 |
| | 患肢温存手術 | 原発性悪性骨腫瘍 | 178 |
| 軟部腫瘍 | 皮弁形成術 | 悪性軟部腫瘍 | 186 |

（脊椎・上肢の主な手術 → p.60）

# 下肢 股関節（大腿骨）

　股関節は、人体における重要な関節の1つで、骨盤と大腿骨をつなぐ役割を果たします。大腿骨の上端にある大腿骨頭と、骨盤にある受け皿のような臼蓋で構成された球関節で、さまざまな方向に動かせる機能を持っています。しかし、負担がかかりやすい部位でもあり、加齢や外傷、過度な運動などによって軟部組織の損傷や軟骨の摩耗が起こることで、変形が生じ、疼痛や機能障害が出現することがあります。

## 股関節・骨盤の骨と筋、神経

### 正面から見たところ

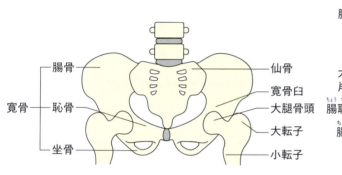
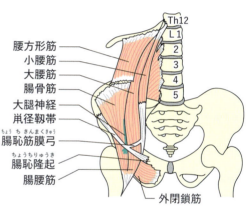

### 背部から見たところ（浅層）

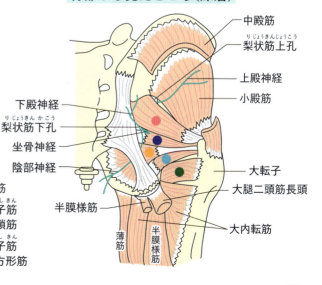

### 背部から見たところ（深層）

下肢 股関節の慢性疾患

# 変形性股関節症

## 1 病態

　変形性股関節症は、**股関節内の軟骨の損傷や炎症による股関節痛や可動域障害が生じ、移動機能が低下する運動器疾患**です。

　若いころは筋力でカバーできることが多く、無症状が多いです。しかし、加齢などにより筋力が低下すると、股関節が不安定になっていきます。

▼変形性股関節症の原因

| 重量物作業の職業 | ・股関節に強い圧力がかかり、軟骨が摩耗する |
|---|---|
| 寛骨臼形成不全 | ・日本人女性に多い<br>・股関節の骨盤側の受け皿が浅く、不安定性が強いために股関節の変形の原因になる |
| 発育性股関節形成不全の既往 | ・先天性股関節脱臼 |
| 肥満 | ・体重が重くなると、股関節にかかる負荷が大きくなる |

▼変形性股関節症の病態

・股関節にかかる衝撃を緩和している関節唇が損傷して傷んでいく。骨頭の軟骨と臼蓋の軟骨が衝突し、関節軟骨が徐々になくなっていく。
・最後には軟骨が消失して、軟骨下骨が露出する。変形の末期には骨棘の増成、骨囊胞が認められる。

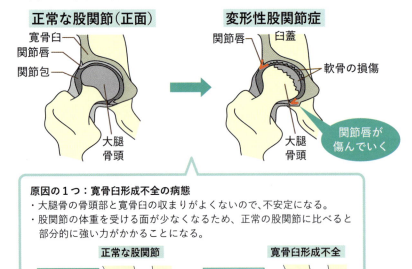

## 2 症状

股関節の痛みや可動域制限、跛行（足を引きずりながら歩く、正常ではない歩行）、脚長差の出現があります。

## 3 検査

X線撮影では、病状の進行に伴い、軟骨摩耗や関節唇損傷を反映した関節裂隙の狭小化、骨棘形成、骨嚢胞が確認できます。CT検査は、骨形態の把握が単純X線写真よりすぐれています。MRI検査は、CTと比べて骨、筋肉、脂肪間の区画が確認しやすく、関節唇の損傷、軟骨の損傷、筋肉と靱帯の評価が可能です。

### ▼ 変形性股関節症の単純X線写真

正常の股関節
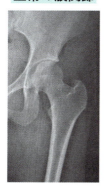

寛骨臼形成不全
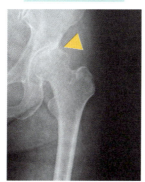
骨頭に対して臼蓋部の被覆が少ない。

変形性股関節症
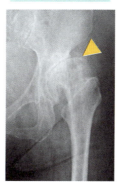
高度変形して、骨頭が臼蓋から亜脱臼している。

### ▼ 変形性股関節症のCT（水平断）

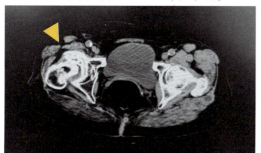

CTを確認することで骨形態を詳しく確認することができる。右股関節が左関節に比べて骨頭が腹側に突出して、臼蓋から骨棘が増生して骨頭を覆っているのがわかる（▶）。
CTを3D処理することにより、右のような画像が作成できる。

### ▼ 変形性股関節症の3D-CT

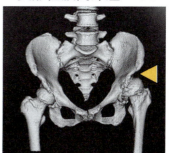

3D-CTを確認することで、骨形態を立体的に見ることができる。左股関節の大腿骨頭（▶）が変性して亜脱臼したことで、健側と比較して上方に偏位していることがわかる。

## 4 治療

保存療法と手術療法があります。十分に保存療法を行っても改善がなければ、手術療法を行います。

### ❶ 保存療法

**運動療法、物理療法、装具療法、ヒアルロン酸の関節内注射**などが行われます。変形が軽度であれば、保存療法で症状が改善することが多いです。

### ❷ 手術療法

長期間の保存治療に抵抗する、強い痛み、変形が高度で機能的に制限が強い症状では、手術療法が選択されます。手術は**関節温存手術**と**人工関節置換術**に分けられます。

#### ▶▶ 関節温存手術（寛骨臼回転骨切り術）

**残った軟骨が荷重面で利用できるように、大腿骨、寛骨臼を骨切りして調整します。**さまざまな骨切り方法が行われています。

後述する人工関節置換術はインプラントを使用するため、経年劣化で交換が必要になり再手術を行う可能性があります。骨切り手術は自身の関節を温存することで、経過次第では再手術を行う必要がありません。

手術の習熟難度が高いため、手術可能な術者は限られています。術者、術式により術後における治療のスケジュールが違うので、術後の治療計画をよく確認することが必要です。

| 目的 | ・臼蓋の骨頭に対しての被覆を増やすため |
|---|---|
| 適応 | ・若年者、変形が軽度である場合 |
| 術式<br>**術中体位**<br>側臥位<br>**麻酔方法***<br>全身麻酔、腰椎麻酔、硬膜外麻酔、末梢神経ブロック | ・寛骨臼蓋をドーム状に骨切りして、骨頭の被覆が多くなるように回転させる<br>術前　　　　術後<br>骨切り　　　回転移動 |
| メリット | ・自身の骨、関節を温存することが可能<br>・経過がよければ、人工関節置換術を受ける必要がない |
| デメリット | ・経過次第では人工関節置換術を受ける必要があり、結果的に2回手術が必要になること |
| 術後管理 | ・骨切りして接合した部位の骨癒合を待たなくてはいけないため、長期の入院とリハビリテーションが必要になる<br>・荷重制限、動作制限が必要 |
| 特に注意すべき術後合併症 | ・周術期・術直後：骨切り時に神経・血管損傷を起こす可能性がある<br>・術後：骨切り部位の偽関節 → p.34 |

＊麻酔科医が患者の状態に合わせて単独／複数を選択

## 人工股関節全置換術（THA）

　人工股関節全置換術（total hip arthroplasty：THA）は20世紀で最も成功した整形外科手術の1つといわれており、術後の良好な成績で知られています。股関節痛の早期改善、短期間のリハビリテーションでの機能回復が理由として挙げられます。近年はインプラントの耐久性向上により、若年者に行われるケースも増えてきています。手術数は年々、増加しています。

　寛骨臼蓋が損傷していないのであれば、大腿骨側のみを置換する人工骨頭置換術 → p.104 もあります。

| | |
|---|---|
| 目的 | ・変形による痛み、機能障害によるADL低下の改善 |
| 適応 | ・変形が重度の患者が適応だが、中等度の変形でも行われる<br>・手術に耐えられる全身であれば、行うことは可能 |
| 術式<br><br>**術中体位**<br>**前方アプローチ**：仰臥位・側臥位<br>**側方・後方アプローチ**：側臥位<br>**麻酔方法\***<br>全身麻酔、腰椎麻酔、硬膜外麻酔、末梢神経ブロック | ・損傷した寛骨臼蓋、大腿骨頭の軟骨組織を含んだ部位を骨切りし、人工関節に置換する<br>・いくつかの皮膚切開、筋組織の侵入経路別アプローチ方法がある → p.94<br><br>（カップ／ステム／傷んだ部分は切除） |
| メリット | ・術後早期から荷重開始することが可能であり、社会復帰が早い |
| デメリット | ・インプラントであるため、摩耗による再交換の手術が必要になることがある<br>・脱臼する可能性がある |
| 術後管理 | ・出血、インプラント周囲感染、深部静脈血栓症を起こす可能性があるため、関連する症状、検査データに注意する<br>・転倒リスクがあるため、十分に予防する |
| 特に注意すべき術後合併症 | ・脱臼 |

＊麻酔科医が患者の状態に合わせて単独／複数を選択

下肢　股関節の慢性疾患

## THAに伴う脱臼

　THAで大腿骨頭と寛骨臼蓋を骨切除してインプラントを挿入するためには、股関節を脱臼させる必要があります。

　股関節を脱臼させるためには、股関節周囲の軟部組織を展開、切離する必要があります。関節包、筋・腱組織を切り離してしまうと、修復を行ったとしても手術前と比べて股関節がゆるくなり、脱臼する可能性があります。

　脱臼する方向を理解するためには、皮膚切開、筋組織の進入経路別のアプローチ方法について理解する必要があります。アプローチ方法はそれぞれ亜型がありますが、大きく区別すると主に**前方アプローチ、側方アプローチ、後方アプローチの3種類**に分けられます。前側方、後側方はそれぞれの中間へのアプローチとなります。

### ▼ 股関節へのアプローチ方法と術後脱臼危険肢位

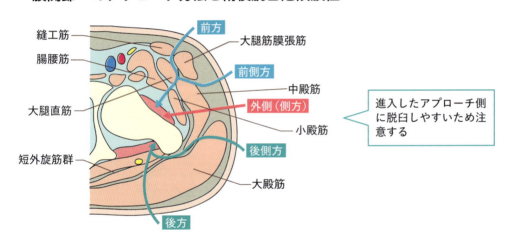

| 分類 | 方法 | 術後脱臼危険肢位 |
|---|---|---|
| 前方アプローチ | ❶前方進入法（DAA） | 伸展、内転、外旋 |
| | ❷前側方（外側）進入法（ALS、OCM） | |
| 側方（外側）アプローチ | ❸側方（外側）進入法（DLA） | 屈曲、内転、外旋 |
| 後方アプローチ | ❹後方進入法（PA） | 屈曲、内転、内旋 |
| | ❺後側方（外側）進入法（PLA） | |

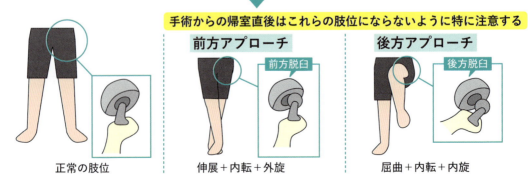

94

▼ 病棟でよくみられる脱臼危険肢位（一例）

### トイレ移乗時（左側患肢のとき）

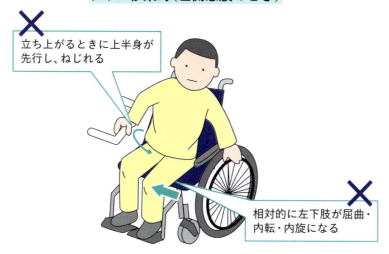

✕ 立ち上がるときに上半身が先行し、ねじれる

✕ 相対的に左下肢が屈曲・内転・内旋になる

### ベッド上の体位変換時（後方脱臼危険肢位、左側患肢のとき）

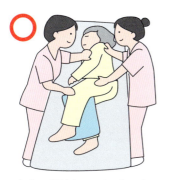 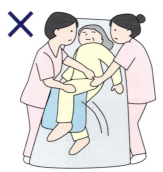 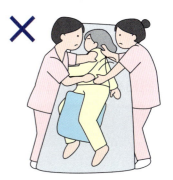

〇 患者の両側に1人ずつ立ち、上半身と下半身を平行にした状態で体位変換する。

✕ 下半身が先行している。

✕ 上半身が先行している。

### ベッド上での頭側への移動（前方脱臼危険肢位）

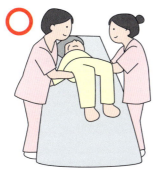 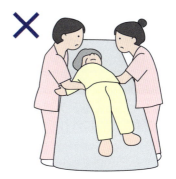

〇 2人以上で行い、上半身・骨盤・大腿を同時に持ち上げる。

✕ 上半身と骨盤のみを持ち上げ、大腿部を支えていないと、ヒップアップの形となり相対的に下肢が伸展位となる。

下肢　股関節の慢性疾患

術後には時間経過により、人工関節周囲の軟部組織が癒合、癒着して安定し、脱臼に対する抵抗性が上がります。術後3～6週間で安定してくるといわれています。したがって、**術後早期は、軟部組織の癒合、癒着が起きていないため、脱臼に対して最も注意しなくてはいけません。**

　近年は、脱臼に対して強いアプローチとインプラントが選択できるために、脱臼する確率は1％以下との報告[1]もあります。脱臼を予防する最適な看護、リハビリテーションが行われている結果でしょう。

## 脱臼を生じたときの対応

　脱臼すると、患者は強い痛みを生じ、患肢を動かすことが困難になります。脱臼した場合はすみやかに整復が必要となるので、早急に画像検査で脱臼を確認します。**脱臼を疑ったら、すみやかな報告が必要**です。

　脱臼が確認できれば、麻酔下で徒手的に整復を行います。不可能であれば、観血的（手術で開創）に整復をすることもあります。

　頻回に脱臼するようであれば、人工関節の設置位置を検討して、再手術となる可能性があります。

### ▼脱臼を起こした状態の単純X線写真

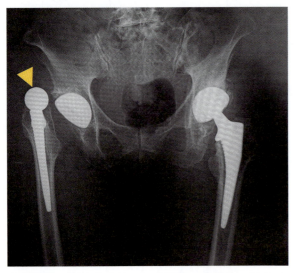

右股関節に脱臼を生じている状態。大腿骨ステムの骨頭が、臼蓋側カップから完全に外れている。

---

文献

1）日本整形外科学会, 日本股関節学会監修：変形性股関節症診療ガイドライン2024（改定第3版）. 南江堂, 東京, 2024：109.

## 下肢 股関節の慢性疾患
# 大腿骨頭壊死症

## 1 病態

　大腿骨頭の一部が、血流の低下により壊死となる疾患です。発症の正確な病態は解明されていません。骨壊死が起こり、進行することで大腿骨頭が圧潰します。

　圧潰の開始までは数か月～数年の時間がかかります。骨頭の圧潰が進行すると、いずれ変形性股関節症のような股関節の変形が起こります。また、危険因子に該当がなくとも罹患する可能性があります。

　特発性大腿骨頭壊死症は厚生労働省の指定難病に指定されており、医療費補助の対象となっています。

▼ 特発性大腿骨頭壊死症の原因

| 膠原病 | 全身性エリテマトーデス（systemic lupus erythematosus：SLE）など |
|---|---|
| 短期間での大量のステロイド投与 | 臓器移植・膠原病の治療・重度喘息に伴う投与など |
| その他 | アルコール、喫煙 |

▼ 大腿骨頭壊死症の病態

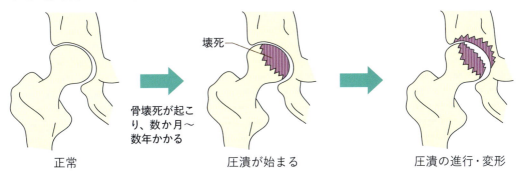

正常 → 骨壊死が起こり、数か月～数年かかる → 圧潰が始まる（壊死） → 圧潰の進行・変形

## ② 症状

　大腿骨頭壊死は、壊死の開始時期には症状がほとんどありません。骨頭が圧潰すると、股関節痛が出現するようになります。変形が進むと、変形性股関節症 → p.90 と同様の症状が出現します。

## ③ 検査

　単純X線写真、MRIを用いて壊死の有無、範囲の確認を行います。所見に乏しければ、骨シンチグラフィーを行うこともあります。手術の際に壊死部を病理検査に提出して、組織を確認することもあります。
　検査を行い、基準を満たすことを確認して、骨頭壊死の診断を行います。

▼ 大腿骨頭壊死症の画像診断

**単純X線写真（正面像）**

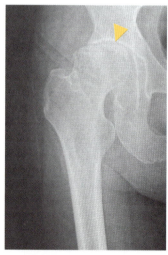

骨頭が圧潰している。

**MRI（T1強調・冠状断）**

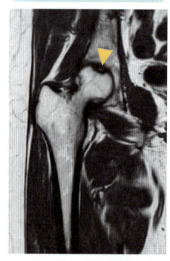

骨頭内に帯状低信号領域が見える。

## 4 治療

保存療法と手術療法があります。ここでは骨頭が圧潰していない、または軽度の症例の治療に関して説明します。

骨頭の圧潰が著明な症例、長期間の経過で変形性股関節症になってしまった場合には、前述した変形性股関節症 → p.90 の治療を行います。

検査を行い、基準を満たすことを確認して、骨頭壊死の診断を行います。

### ❶ 保存療法

杖歩行、荷重の制限をすることで、壊死部位の圧潰進行を予防します。症例によっては壊死が消失することがあります。

### ❷ 手術療法

若年者で、今後圧潰の進行が予想される場合には手術を選択することもあります。大腿骨側の手術が行われたり、前述した臼蓋側の骨切りを併用したりすることもあります。

手術の習熟難度が高いため、手術可能な術者は限られています。術者、術式により術後における治療のスケジュールが違うので、術後の治療計画をよく確認することが必要です。

#### ≫ 大腿骨内反骨切り術

| 目的 | ・大腿骨を骨切りして、壊死した部位を荷重位置からずらすことで、圧潰の進行を予防する |
|---|---|
| 適応 | ・若年者で、今後、圧潰の進行が予想される場合 |
| 術式<br><br>**術中体位**<br>側臥位<br>**麻酔方法***<br>全身麻酔、腰椎麻酔、硬膜外麻酔、末梢神経ブロック | ・大腿骨を骨切りして内反することで、臼蓋と骨頭の被覆が増加する。骨切りした部位をプレートで固定して、骨癒合を待つ（術前／術後、骨切り、プレート） |
| メリット | ・大腿骨頭の温存が可能<br>・経過がよければ人工関節手術を行う必要がない |
| デメリット | ・経過が悪いと人工関節置換術を受ける必要があり、手術を2回受けなくてはいけない |
| 術後管理 | ・骨切りして接合した部位の骨癒合を待たなくてはいけないため、長期の入院とリハビリテーションが必要になる<br>・荷重制限、動作制限が必要 |
| 特に注意すべき術後合併症 | ・大腿骨の骨切りに伴う出血<br>・ステロイド使用による易感染性による術後感染<br>・骨切り操作に伴う神経・血管損傷 |

*麻酔科医が患者の状態に合わせて単独／複数を選択

下肢 股関節の外傷

# 大腿骨頚部骨折

## 1 病態

　大腿骨頚部骨折は脚の付け根の骨折の1つで、大腿骨の骨頭から小転子付近までの骨折を**大腿骨近位部骨折**といいます。大腿骨近位部骨折は**大腿骨頚部骨折**、**大腿骨転子部骨折** p.105 などを含みます。いずれも屋外より屋内で多く発生します。その発生数は年々増加傾向にあり、高齢女性に多くみられます。

▼ 大腿骨近位部骨折の原因

| 立った状態からの転倒 | 全体の8割を占める |
|---|---|
| 階段の踏み外し・転落・交通事故 | 少数 |

▼ 大腿骨近位部骨折の病態

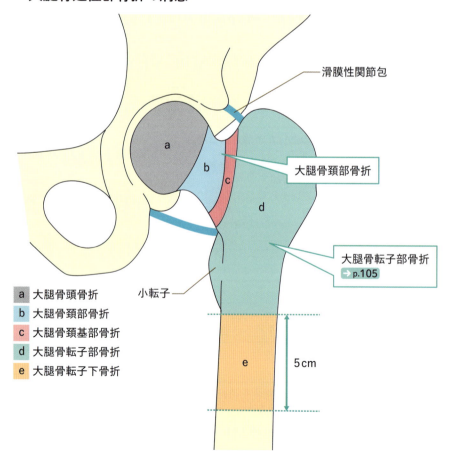

- a 大腿骨頭骨折
- b 大腿骨頚部骨折
- c 大腿骨頚基部骨折
- d 大腿骨転子部骨折
- e 大腿骨転子下骨折

## 2 症状

股関節痛により立位がとれなくなることが多いです。最初は歩行可能であっても、数日後に骨折部が転位して痛みを生じ、歩行困難となる場合もあります。

## 3 検査

まずはX線撮影を行います。単純X線写真で骨折線がなくても、CTやMRIで骨折線が明らかになることもあります。

▼ 大腿骨頚部骨折の画像診断

単純X線写真（正面像）

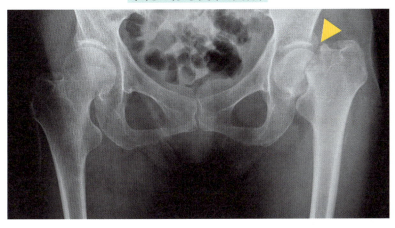

大腿骨頚部で骨折し骨頭が転位し、さらに大腿骨も上方に転位している。

## 4 治療

大腿骨頚部骨折は関節内骨折であり、血流が乏しいため骨癒合が得にくく、保存療法の場合は長期臥床による廃用症候群や誤嚥性肺炎、肺血栓塞栓症などの合併症を引き起こす可能性が高くなります。そのため、治療は手術療法を行うことが一般的です。

### ❶ 手術療法

手術の適応については、骨折部が「転位型」か「非転位型」かで決めることが多いです。大腿骨頭に栄養を与える血管は主に1本とされており、転位があると、この血管が損傷され骨折部が癒合せず、その後の大腿骨頭壊死（骨がつぶれてくる → p.97 ）の可能性が高いからです。

### ▼ 大腿骨頭に栄養を与える血管

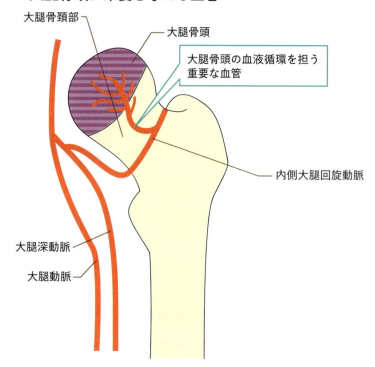

　転位型かどうかは Garden 分類で決めていることが多く、「**Stage Ⅰ（不完全骨折）〜Stage Ⅱ（完全骨折〈転移なし〉）**」を非転位型、「**Stage Ⅲ（完全骨折〈転移あり〉）〜Stage Ⅳ（完全骨折〈転移高度〉）**」を転位型としています。

　非転位型に対しては**骨接合術**、転位型に対しては**人工関節置換術**を選択することが多いです。ただし、若年の場合は転位型であっても骨接合術を行うことが多いです。

### ▼ 大腿骨頸部骨折の Garden 分類

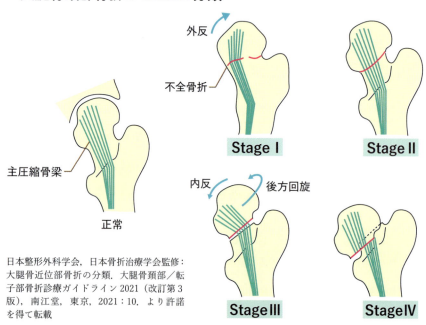

日本整形外科学会，日本骨折治療学会監修：大腿骨近位部骨折の分類．大腿骨頸部／転子部骨折診療ガイドライン 2021（改訂第3版），南江堂，東京，2021：10．より許諾を得て転載

## >> 骨接合術

| | |
|---|---|
| 目的 | ・手術加療により痛みの緩和および早期離床や歩行訓練などが可能となる。これにより、認知症の発症や進行の予防、誤嚥性肺炎などの発症を防ぐことができる |
| 適応 | ・骨折部が「非転位型」の場合<br>・若年の場合は転位型も適応となる |
| 術式<br>（単純X線写真）<br><br>**術中体位**<br>仰臥位（骨折牽引台を使いながら、必要に応じて整復する）<br>**麻酔方法**＊<br>全身麻酔、腰椎麻酔、硬膜外麻酔、末梢神経ブロック | ・骨折している部分（骨折線）をまたぐように、スクリューを挿入して固定する<br>・固定性を上げるために、スクリューにさらにプレートを連結させたものを使うこともある<br><br>骨折線／（補強用）スクリュー／プレート／スクリュー |
| メリット | ・侵襲が少なく治療できる |
| デメリット | ・術後**カットアウト**や大腿骨頭壊死症 → p.97 などの合併症のリスクがある |
| 術後管理 | ・通常は荷重制限は必要ないが、症例によっては術後に荷重制限が必要になる場合があり、執刀医に確認する |
| 特に注意すべき術後合併症 | ・歩行能力の低下：術前と同様に歩行できる患者は約半数で、最終的な歩行能力に影響するのは、受傷前の歩行能力、認知機能、年齢といわれる<br>・腓骨神経麻痺症 → p.8 ：発症した場合は足関節が背屈できない状態（下垂足）になり、歩行のためには装具が必要となるため、起こさないように注意する<br>・肺血栓塞栓症：術後の早期離床、弾性ストッキング着用やフットポンプの使用、術後の抗凝固薬の使用などで予防することが重要。早期発見のため、採血でDダイマーや下腿の把握痛などにも注意が必要。疑わしい場合は超音波検査や造影CTなど検討する<br>・偽関節 → p.34 ：骨折が癒合しなかった状態。骨がつかないことでスクリューが飛び出してくることもある<br>・大腿骨頭壊死症 → p.97 ：術後1〜2年経過した段階で診断されることもある |

＊麻酔科医が患者の状態に合わせて単独／複数を選択

**KEY WORD**

**カットアウト** ▶ インプラントの強度に骨が負けて、インプラントが骨から飛び出してしまうこと。骨粗鬆症の程度がひどい場合や、骨折型が転位しやすい型の場合（大腿骨頚部骨折の場合は、骨折線が垂直に近く入っている状態）は、骨折部が転位しやすく、起こりやすい。

下肢　股関節の外傷

## >> 人工関節置換術

大腿骨側だけを置換する**人工骨頭置換術（bipolar hip arthroplasty：BHA）**もしくは大腿骨側と臼蓋側（受け皿）の関節すべてを置換する**人工股関節全置換術（THA）** → p.93 があります。

| | |
|---|---|
| 目的 | ・転位型は、非転位型よりも骨癒合率は低く、骨頭壊死の頻度も高いため、骨接合術 → p.103 だと再手術の可能性が高い。そのため、人工関節置換術を選択することが多い |
| 適応 | ・THA：受傷前まで自力（杖などを使用しても）で歩いていたような活動性の高い患者や、もともと関節に変形があった患者<br>・BHA：状態が悪い患者や、もともと自立した生活を送れていない患者（手術侵襲がTHAよりも低いため） |
| 術式<br><br>**術中体位**<br>アプローチによって、仰臥位もしくは側臥位（患部が上側）<br><br>**麻酔方法***<br>全身麻酔、腰椎麻酔、硬膜外麻酔、末梢神経ブロック | **THA**（インナーヘッド、ステム、ライナー、カップ）　**BHA**（アウターヘッド、インナーヘッド、ステム）<br><br>・臼蓋（受け皿）の骨を削って、カップを設置する。設置の際に、医療用セメントを使用する場合もある<br>・大腿骨の骨も削り、ステムを設置する。こちらも、設置の際に医療用セメントを使用する場合がある。カップとステムの間にあるライナーは、ポリエチレンの動かないものや金属製の薄いライナーを置き、ヘッドを BHA のように二重に動くようにして脱臼しづらくする場合 (dual mobility cup) がある<br><br>・大腿骨側のみ削り、ステムを設置する。設置の際に、医療用セメントを使用する場合がある<br>・臼蓋は削らず、骨頭の代わりにヘッドを入れる。アウターヘッド、インナーヘッドを組み合わせて、内と外で二重に動くようにして脱臼しづらくしている |
| メリット | ・術後荷重制限なしにリハビリテーションを行うことができる |
| デメリット | ・術後脱臼肢位がある<br>・自身の骨ではなく、インプラントによる関節のため、耐用年数がある |
| 術後管理 | ・脱臼危険肢位 → p.94 に注意が必要となり、アプローチによって違うため、必ず執刀医に確認が必要 |
| 特に注意すべき術後合併症 | ・腓骨神経麻痺 → p.8<br>・肺血栓塞栓症 → p.103<br>・歩行能力の低下 → p.103<br>・脱臼 → p.94 ：股関節前方もしくは後方に脱臼することがある。基本的には進入したアプローチ側（後方アプローチなら後方、前方アプローチなら前方）に脱臼しやすくなる。患者本人や介助者の意図しないときに、そのような脱臼肢位になっていることもあり注意する |

*麻酔科医が患者の状態に合わせて単独／複数を選択

下肢 股関節の外傷

# 大腿骨転子部骨折

## 1 病態

脚の付け根の骨折の1つです。高齢女性に多く、大腿骨頚部骨折 p.100 よりもさらに高齢であることが多いです。

### ▼大腿骨転子部骨折の原因

| 転倒による外傷 | 高齢者であるほど、大腿骨転子部骨折の発生率が高い |

### ▼大腿骨転子部骨折の病態

**単純X線写真（正面像）**

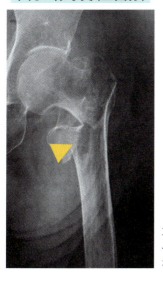

大腿骨転子部骨折で骨折線が大転子や小転子に及んでおり、4パートに分かれている。

## 2 症状

股関節痛や立位がとれなくなることが多いです。骨折部が短縮して脚長差が受傷後にみられたり、足が外を向いていること（外旋位）が多いです。

## 3 検査

まずは単純X線撮影を行います。単純X線写真で骨折線がない場合でも、CTやMRIで骨折線が明らかになることがあります。

## 4 治療

　大腿骨転子部骨折は関節外骨折であり、**血流がよいため、骨癒合が得やすい**です。しかし保存療法の場合、長期臥床による廃用症候群や誤嚥性肺炎、肺血栓塞栓症などの合併症を引き起こす可能性が高くなります。そのため、治療は**手術療法が一般的**です。

### ❶ 手術療法

　以前は、術前まで牽引をしていることが多かったですが、現在はルーチンに牽引をするメリットはないとされています。

　治療法は、多くの場合は**骨接合術**で行われます。しかし、透析患者など、骨脆弱性が強く骨折部が粉砕している患者では、術後骨折部の転位が進み、合併症の１つであるカットアウト ➡p.103 を起こす危険性が高いため、**人工関節置換術** ➡p.104 をすることもあります。

#### ▼ 大腿骨転子部骨折における人工関節置換術

単純Ｘ線写真（正面像）

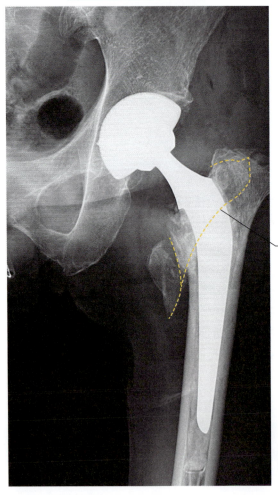

骨折線

大腿骨転子部骨折に対し、人工関節置換術を行っている。ステムは医療用セメントを用いて固定している。

## 骨接合術

| | |
|---|---|
| 目的 | ・手術加療により痛みの緩和および早期離床や歩行訓練などが可能となる。これにより、認知症の発症や進行の予防、誤嚥性肺炎などの発症を防ぐことができる |
| 適応 | ・基本的に、すべての大腿骨転子部骨折の患者 |
| 術式<br><br>**術中体位**<br>仰臥位（骨折牽引台を使いながら、必要に応じて整復する）<br><br>**麻酔方法**<br>全身麻酔もしくは腰椎麻酔のいずれか | ・髄内釘を用いた術式とプレートを用いた術式に大別される<br><br>**髄内釘**<br>・芯棒（髄内釘）と、太いスクリュー（ラグスクリュー）で固定する。固定力が高く、創部も小さく、手術時間も短いため、主流となっている<br><br>**プレート**<br>・サイドプレートとラグスクリューで固定する。つば付きのプレートもあり不安定型にも対応できるが、創部がやや大きくなることなどもあり最近は使用が少なくなっている。大腿骨髄腔の狭い症例や弯曲の強い症例にはプレート固定が適している<br><br>**大腿骨髄腔が狭い症例** |
| メリット | ・比較的少ない侵襲で治療ができる |
| デメリット | ・骨折部の粉砕が強かったり、骨脆弱性が強い患者の場合、術後にカットアウトなどの合併症のリスクがある |
| 術後管理 | ・荷重制限は基本的に必要ないが、粉砕が強い場合、荷重制限を設ける場合があるため執刀医に確認が必要<br>・術前後、下肢外旋位になることが多いため、腓骨神経麻痺 → p.8 に注意が必要 |
| 特に注意すべき術後合併症 | ・歩行能力の低下 → p.103<br>・肺血栓塞栓症 → p.103<br>・腓骨神経麻痺<br>・カットアウト：骨折部のずれが進行し、スクリューが骨外に突出してしまうことがある。そのようになった場合は、インプラントを抜去して人工関節に変更する |

# 大腿骨ステム周囲骨折

下肢　股関節の外傷

## 1 病態

　人工骨頭置換術（BHA）や人工股関節全置換術（THA）を受けた患者の人工関節（ステム）が入った部分に起こる骨折です。インプラント周囲骨折のなかで最も多く占め、術中術後両方に起こることがあります。

▼ 大腿骨ステム周囲骨折の原因

| 発症時期 | 原因 | |
|---|---|---|
| 術中 | 手術手技 | インプラントを設置する際に骨折することがある |
| 術後 | 転倒による外傷 | 軽微な外傷や、歩行訓練中に発生することもある |

▼ 大腿骨ステム周囲骨折の病態

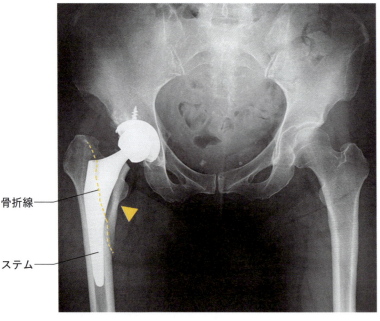

単純X線写真（正面像）

大腿骨内側が転位しステムがゆるむことで、ステムが沈下している。

## 2 症状

　骨折やインプラントがゆるむことで痛みが出現し、歩行が困難となります。

## 3 検査

治療方針を決定するために必要な人工関節のゆるみの評価が難しいとされています。

さまざまな分類が報告されてきましたが、なかでも **Vancouver分類**(バンクーバー)が有名です。しかし、Vancouver分類では人工関節のゆるみの判定が今ひとつであったため、近年では **Baba分類 ver. 2**(ババ)が使われることが多いです。

▼ Vancouver分類(バンクーバー)

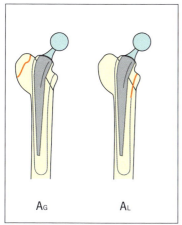
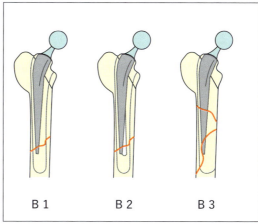
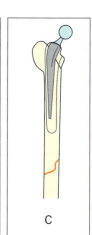

Duncan CP, Masri BA：Fractures of the femur after hip replacement. *Instr Course Lect* 1995；44：293-304.

▼ Baba分類 ver. 2(ババ)

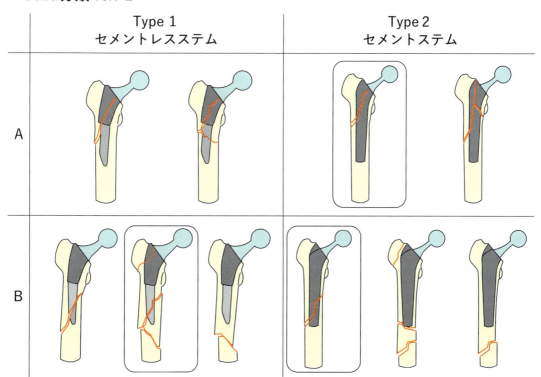

馬場智規：改訂Baba分類大腿骨ステム周囲骨折の治療に有効な分類法. *Bone Joint Nerve* 2019；9(3)：351. より転載

# 4 治療

　Baba分類ver. 2のType「1A」「2A」であれば不安定と考え、Type「1B」「2B」であれば安定と考えて手術に臨みます。術中、実際に不安定かどうか確かめてから、安定している場合は骨接合術を行い、不安定の場合は人工関節再置換術と骨接合術を行います。

## ❶ 手術療法

### >> 骨接合術

| | |
|---|---|
| 目的 | ・ゆるみがない大腿骨ステム周囲骨折の場合、人工関節再置換術は必要なく、骨折部の固定のみを行い、骨折部の安定化を図る |
| 適応 | ・Baba分類ver. 2 Type「1B」や「2B」で安定であり、術中インプラントが安定していることが確認された場合、骨接合術が適応になる<br>・年齢や本人の状態が人工関節再置換術の耐術能がないと考える場合、姑息的に骨接合術を選択することがある |
| 術式<br><br>**術中体位**<br>仰臥位もしくは側臥位<br>**麻酔方法\***<br>全身麻酔、腰椎麻酔、硬膜外麻酔、末梢神経ブロック | ・長いプレートやケーブルワイヤーで固定する<br><br>一例<br>大転子骨片をGTRインパクトドライバーで押さえつけながら固定<br>（画像提供：ジンマー・バイオメット合同会社）<br><br>4ホール　　8ホール　　ステムを避けてロッキングスクリューを挿入可能<br>（画像提供：ジョンソン・エンド・ジョンソン株式会社 メディカル カンパニー） |
| メリット | ・インプラントの抜去が必要ないため、手術の侵襲が少ない |
| デメリット | ・インプラントのゆるみがないか、しっかり確認しないと、術後インプラントが沈下するなど合併症を生じることがある<br>・荷重制限が必要になることが多い |
| 術後管理 | ・荷重制限について、執刀医に確認する |
| 特に注意すべき術後合併症 | ・歩行能力の低下<br>・腓骨神経麻痺<br>・肺血栓塞栓症 |

\*麻酔科医が患者の状態に合わせて単独／複数を選択

## >> 人工関節再置換術＋骨接合術

| | |
|---|---|
| 目的 | ・ゆるみがある大腿骨ステム周囲骨折に関しては、人工関節をいったん抜去し、人工関節を入れ直す。このとき、骨折部を整復し、固定も行う |
| 適応 | ・Baba分類ver. 2「1A」「2A」で不安定であり、術中インプラントが不安定である場合 |
| 術式<br>（単純X線写真）<br>**術中体位**<br>仰臥位もしくは側臥位<br>**麻酔方法**<br>全身麻酔が多い | ・骨折線を十分超える長いステムで行う<br>・骨折部が粉砕を帯びていたり、骨折部の固定性に不安が残ったりする場合は、骨接合術も追加して行う<br><br>（骨折線／ケーブルワイヤー）<br><br>大腿骨側の骨折部を整復し、ケーブルワイヤーを巻いて固定している（画像のものは、X線透過性のあるものを使用しているため写っていない）。最後に医療用セメントを使用して、ステムを設置している |
| メリット | ・荷重制限なく、リハビリテーションが可能な場合がある |
| デメリット | ・インプラントの抜去が必要なため、手術侵襲が大きくなる |
| 術後管理 | ・脱臼するリスクが通常の人工関節置換術よりも大きくなりやすい |
| 特に注意すべき術後合併症 | ・脱臼：人工関節再置換術を行うことで、周囲の軟部組織をはがさないといけないため、通常の人工関節置換術よりも脱臼しやすくなり、注意が必要<br>・腓骨神経麻痺 → p.8<br>・肺血栓塞栓症 → p.103<br>・歩行能力の低下 → p.103 |

下肢　股関節の外傷

## ●本書に登場する主な略語❶（A～M）

| 行 | 略語 | フルスペル | 日本語 |
|---|---|---|---|
| A | ACDF | anterior cervical discectomy and fusion | 頚椎前方除圧固定術 |
| | ACL | anterior cruciate ligament | 前十字靱帯 |
| | ADL | activities of daily living | 日常生活動作 |
| | AFO | ankle foot orthosis | 短下肢装具 |
| | AITFL | anterior inferior tibiofibular ligament | 前下脛腓靱帯 |
| | ALP | alkaline phosphatase | アルカリホスファターゼ |
| | ALS | antero lateral supine approach | 前側方（外側）進入法 |
| | ARCR | arthroscopic rotator cuff repair | 関節鏡下腱板修復術 |
| | ATFL | anterior talofibular ligament | 前距腓靱帯 |
| B | BHA | bipolar hip arthroplasty | 人工骨頭置換術 |
| | BKP | balloon kyphoplasty | 経皮的椎体形成術 |
| | BME | bone marrow edema | 骨髄浮腫 |
| | BTB | bone-patellar tendon-bone | 骨付き膝蓋腱 |
| C | C | cervical spine | 頚椎 |
| | Ca | calcium | カルシウム |
| | CFL | calcaneofibular ligament | 踵腓靱帯 |
| | CM関節 | carpometacarpal joint | 手根中手関節 |
| | CT | computed tomography | コンピューター断層撮影 |
| D | DAA | direct anterior approach | 前方進入法 |
| | DIP関節 | distal interphalangeal joint | 遠位指節間関節 |
| | DLA | direct lateral approach | 側方（外側）進入法 |
| F | FDG-PET | $^{18}$F-fluorodeoxyglucose-positron emission tomography | $^{18}$F-フルデオキシグルコース-陽電子放出断層撮影 |
| | FNST | femoral nerve stretching test | 大腿神経伸展テスト |
| H | HD-MTX | high-dose methotrexate | メトトレキサート大量療法 |
| | HTO | high tibial osteotomy | 高位脛骨骨切り術 |
| | HV | hallux valgus | 外反母趾 |
| I | ICSRA | intercompartmental supraretinacular artery | 伸筋支間同上下行動脈 |
| | IP関節 | interphalangeal joint | 指節間関節 |
| L | L | lumbar vertebra | 腰椎 |
| | LCL | lateral collateral ligament | 外側側副靱帯 |
| | LCWHTO | lateral closed wedge high tibial osteotomy | 外側楔状閉鎖型高位脛骨骨切り術 |
| | LDH | lactic acid dehydrogenase | 乳酸脱水素酵素 |
| M | MCL | medial collateral ligament | 内側側副靱帯 |
| | MCS | medial clear space | 関節裂隙の距離 |
| | MED法 | micro endoscopic discectomy | 内視鏡下腰椎椎間板摘出術 |
| | MMT | manual muscle testing | 徒手筋力テスト |
| | MOWHTO | medial open wedge high tibial osteotomy | 内側楔状開大型高位脛骨骨切り術 |
| | MP関節 | metacarpophalangeal joint | 中手指節関節 |
| | MRI | magnetic resonance imaging | 磁気共鳴画像 |
| | MTP関節 | metatarsophalangeal joint | 中足趾節関節 |

（主な略語❷ N～U ➡p.134）

# 下肢 膝関節

　膝関節は大腿骨と脛骨の間の大腿脛骨関節と、膝蓋骨と大腿骨の間の膝蓋大腿関節から構成されます。大腿脛骨関節は、主に前十字靱帯と後十字靱帯、関節外靱帯である内側側副靱帯、外側側副靱帯によってつながっており、膝のスムーズな可動性と安定性をもたらしています。また、半月板は荷重の分散機能に加えて、前述の靱帯とともに関節を安定させる役割も果たしています。

## 膝関節の骨と靱帯

### 正面から見たところ

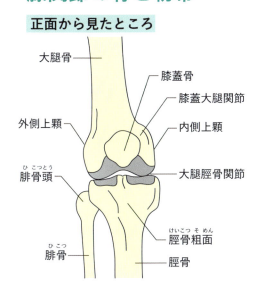

### 背面から見たところ

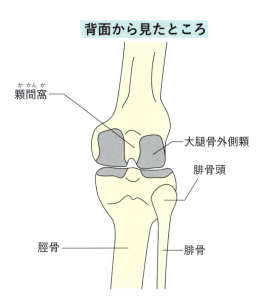

### 半月板（右膝）、正面から見たところ / 上方から見たところ

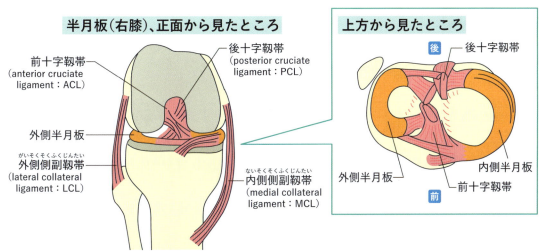

下肢 膝関節の慢性疾患

# 変形性膝関節症

## 1 病態

　変形性膝関節症は、膝関節内の構造変化に伴い、炎症や移動時の膝関節痛を生じ、移動機能が低下する運動器疾患です。

　軟骨の変性と摩耗が主な原因と考えられていましたが、近年では内反膝（O脚）のような**アライメント変化、骨棘形成、滑膜炎、半月板逸脱、軟骨下脆弱性骨折（膝関節特発性骨壊死）に代表される軟骨下骨病変なども、すべて変形性膝関節症の病態の1つ**であると考えられるようになってきています。

> **KEY WORD**
> アライメント ▶ アライメントは一般的には「整列・配列」といった意味があります。下肢でこの単語を用いる場合は、いわゆるO脚・X脚などの脚の並びのことをいいます。

▼ 変形性膝関節症の病態

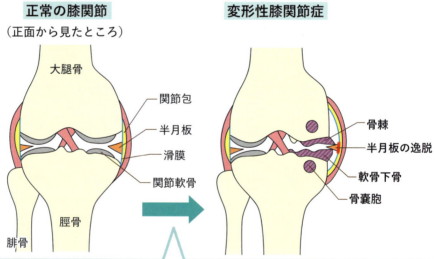

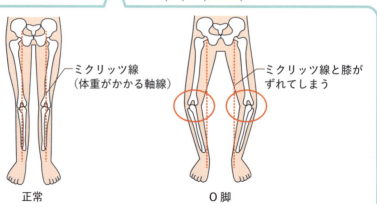

❷膝の内側に体重がかかり続けていると、内側の半月板が損傷し、逸脱する

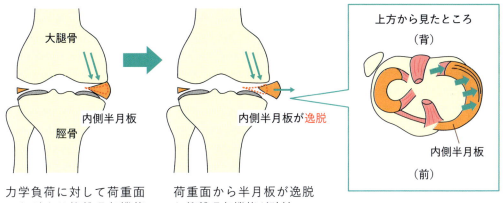

力学負荷に対して荷重面にとどまり衝撃吸収機能が作用している

荷重面から半月板が逸脱し衝撃吸収機能が破綻

❸半月板が逸脱し軟骨同士が衝突することで、軟骨下骨同士がぶつかり合い、痛みを生じる（Ⅰ）。また、削れた軟骨の破片が滑膜に付着し、炎症（滑膜炎）を起こして痛みを生じる（Ⅱ）

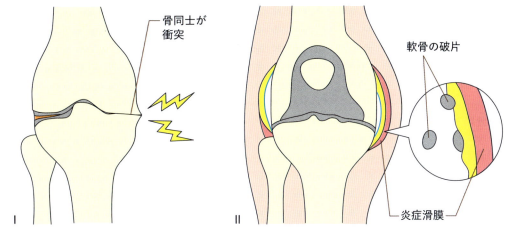

❹軟骨がすり減り、骨同士がくり返し衝突することで、骨が異常増殖して骨棘を生じる

### 軟骨下脆弱性骨折（膝関節特発性骨壊死）

O脚による内側関節面への負担などを背景として、軟骨下骨が陥凹するように骨折を起こすことがある

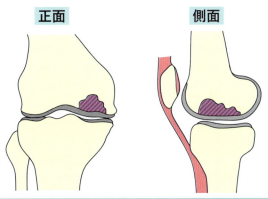

下肢 膝関節の慢性疾患

## 2 症状

膝の痛みや可動域制限、関節水腫（膝に水が溜まる）、内反膝（O脚）、跛行（足を引きずるなど、正常ではない歩行）を生じます。

## 3 検査

<u>単純X線写真</u>では、病状の進行に伴い、軟骨摩耗や半月板逸脱を反映した関節裂隙の狭小化、骨棘形成が明らかとなります。

### ▼ 変形性膝関節症（膝OA）の単純X線を用いた重症度分類

Grade Ⅱ以上を「膝OAあり」と判定する。

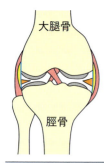 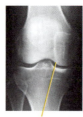 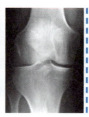 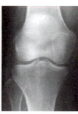 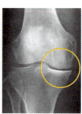 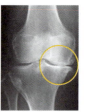

| K/L分類 | Grade 0 | Grade Ⅰ | Grade Ⅱ | Grade Ⅲ | Grade Ⅳ |
|---|---|---|---|---|---|
| 関節裂隙狭小化 | | 疑わしい | 可能性あり | 明らかにあり | 顕著にあり |
| 骨棘 | | 可能性あり | 明らかにあり | 中程度にあり | 大きくあり |
| 軟骨下骨骨硬化 | | | | 所々にあり | 顕著にあり |
| （辺縁の）骨変形 | | | | 可能性あり | 明らかにあり |

早期変形性膝関節症　　　　進行期変形性膝関節症

石島旨章, 金子晴香, 岡田保典, 他：変形性膝関節症の診断・治療の現状と今後の展望. CLINICAL CALCIUM 2018；28(6)：751. より許諾を得て改変引用

## 4 治療

十分に保存療法を行っても改善がみられなければ、手術療法を検討します。

### ❶ 保存療法

保存療法は運動療法、物理療法、装具療法、ヒアルロン酸の関節内注射などがあります。

## ❷ 手術療法

膝関節の変形が軽度で関節温存が可能な場合は、**高位脛骨骨切り術（high tibial osteotomy：HTO）**が行われます。半月板縫合術・制動術やマイクロフラクチャー法、軟骨移植術などと組み合わせて行う場合もあります。

膝関節の変形が重度となり、関節温存が難しい症例に対しては、**人工関節置換術**が行われますが、年齢や活動性も考慮して術式を選択します。

### >> 高位脛骨骨切り術（HTO）

| | |
|---|---|
| 目的 | ・内反アライメントを矯正することで、膝関節内側への負担を軽減する |
| 適応 | ・若くて活動性が高い人 |
| 術式<br>（単純X線写真）<br><br>**術中体位**<br>側臥位（健側は伸展）<br><br>**麻酔方法**<br>全身麻酔＋硬膜外麻酔／伝達麻酔（大腿神経＋坐骨神経） | **MOWHTO**（正面像）（側面像）<br>脛骨内側を開大する<br><br>**LCWHTO**（正面像）（側面像）<br>脛骨外側を楔状に閉じる |
| メリット | ・人工膝関節置換術と比べると、自身の膝を残すことができるため、深く曲げたり大きな負荷にも耐えられる |
| デメリット | ・術後に荷重制限、可動域制限が必要になる |
| 術後管理 | ・荷重制限と可動域制限を設ける（2〜4週程度） |
| 特に注意すべき術後合併症 | ・ヒンジ骨折<br>・コンパートメント症候群 |

まず関節鏡による検査を行い、半月板や関節軟骨、靱帯の損傷に応じて治療を行います。次に骨切りに移ります。

内反アライメントを矯正することで、膝関節内側への負担を軽減することを目的としています。大きく分けて、脛骨内側を開大する**内側楔状開大型高位脛骨骨切り術（medial open wedge HTO：MOWHTO）**と、脛骨外側を楔状に閉じる**外側楔状閉鎖型高位脛骨骨切り術（lateral closed wedge HTO：LCWHTO）**の2種類の術式があります。

MOWHTOでは脛骨近位内側から、外側を支点（ヒンジ）にして骨切り部を開大して、あらかじめ計画した矯正角度になるように矯正します[1]。このとき支点の骨折（ヒンジ骨折）を生じる場合があり、骨折型によっては術後の安静度やリハビリテーションの内容が変更することがあります。

LCWHTOでは、最初に腓骨の骨切りを行います。次いで脛骨近位外側から、内側をヒンジとして骨切り部を閉鎖するように矯正します。一部の術式は、支点を骨軸中心寄りにして、内側骨皮質まで骨切りして閉鎖するように矯正する**ハイブリッド型**もあります。

MOWHTOでは内側に、LCWHTOでは外側にプレートを設置します。傷を十分に洗浄後、ドレーンを留置して閉創して手術を終了します。

術後は骨切り部やインプラントへの負荷を軽減するために、2〜4週程度の荷重制限と可動域制限を設けるのが一般的です。

この手術で特に注意すべき合併症として、**コンパートメント症候群**や**ヒンジ骨折**が挙げられます。コンパートメント症候群は"5Ps"と呼ばれる所見が有名です。これを放置すると、壊死や下肢麻痺といった重篤な後遺症を残すことになります。そのため、5Psの徴候が揃わなくても、**コンパートメント症候群が疑われる場合には、ただちに検査や治療を進める**必要があります。

> 🔑 **KEY WORD**
>
> **コンパートメント症候群** ▶ 術中のタニケット（止血用の圧迫帯）使用、腫脹、皮下出血などにより、筋区画内圧（コンパートメント圧 → p.7）が上昇し、血管や神経が圧迫されること。

▼ コンパートメント症候群における5Ps

| | |
|---|---|
| 疼痛 | **P**ain |
| 感覚異常 | **P**aresthesia |
| 運動麻痺 | **P**aralysis |
| 蒼白 | **P**allor |
| 動脈拍動の消失 | **P**ulselessness |

> これらの徴候があれば、すぐに医師へ報告する

## 人工膝関節置換術

摩耗した関節面を金属のインプラントに取り換える手術です。

内側だけを部分的に取り換える**人工膝関節単顆置換術**（unicompartmental knee arthroplasty：UKA）と、膝関節全体を取り換える**人工膝関節全置換術**（total knee arthroplasty：TKA）があります。

| | |
|---|---|
| 目的 | ・摩耗した関節面を、金属製のインプラントに取り換える |
| 適応 | ・高齢者、関節の変形が重度の人 |
| 術式<br>（単純X線写真）<br><br>**術中体位**<br>仰臥位<br>**麻酔方法**<br>全身麻酔＋硬膜外麻酔／伝達麻酔（大腿神経＋坐骨神経） | UKA（正面像）（側面像）　インプラント　内側だけを部分的に取り換える<br><br>TKA（正面像）（側面像）　インプラント　膝関節全体を取り換える |
| メリット | ・早期の荷重、可動域訓練が可能になる |
| デメリット | ・可動域の限度がある、スポーツに適さない、耐久年数 |
| 術後管理 | ・翌日から荷重、可動域訓練を開始し、早期のADL回復に努める |
| 特に注意すべき術後合併症 | ・静脈血栓塞栓症<br>・インサート脱転（UKA） |

いずれも膝関節前面を皮膚切開し、関節内にアプローチします。専用のガイドを設置して正確に骨切りを行い、インプラントを設置してセメントで固定します。インプラントの間にはポリエチレン製インサートを挿入して、スムーズな動きができるようにします。

文献
1）石島旨章，金子晴香，岡田保典，他：変形性膝関節症の診断・治療の現状と今後の展望．CLINICAL CALCIUM 2018；28(6)：749-759．

下肢 膝関節の外傷
# 半月板損傷

## 1 病態

　半月板は大腿骨と脛骨の間にある線維軟骨（少し硬めのクッションのようなもの）で、運動、荷重に伴い位置や形状を変化させることで、**荷重の分散、衝撃の吸収**を行うはたらきをしています。この**クッションとしての機能に限界がくることにより、半月板に亀裂が入ることを半月板損傷**といいます。

▼ 半月板損傷の病態

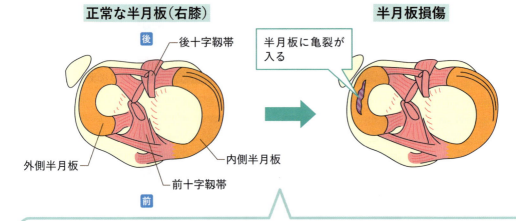

半月板損傷の主な原因

| 下肢に軸圧をかけながら膝をひねる動作 | 膝周囲の筋力低下 | 円板状半月板 |
|---|---|---|

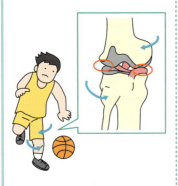
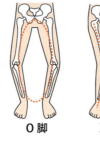
O脚　X脚
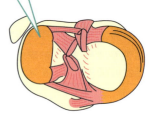
半月板が円状の形をしている

・バスケットボールやサッカーなどの競技中に、ジャンプ動作や方向転換などで起こりやすい

・膝の不安定性が大きくなり、O脚の人は内側へ、X脚の人は外側に体重がかかり続ける
・普段の立ち上がりなどの軽い動作でも生じることがある（変形性膝関節症の病態 ➡ p.114）

・生まれつき半月板が分厚い
・正常の半月板よりも損傷しやすく、幼少期から手術加療に至ってしまう場合もある

120

半月板は中央が薄く、辺縁が分厚い構造となっており、辺縁1/3にしか血管がない構造となっています。そのため、中央2/3は血流がありません。

▼ 半月板の血流

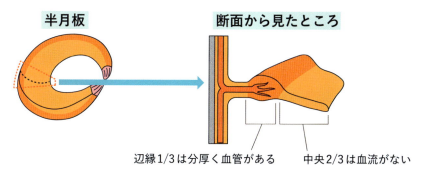

辺縁1/3は分厚く血管がある　中央2/3は血流がない

## 2 症状

受傷直後は**膝に痛みを感じ、特に膝をひねる動作が難しくなります**。

数時間経つと、場合によっては関節内に水がたまり（関節内水腫）、腫れてきたり、膝の曲げ伸ばしで引っかかりを感じたり、ひどい場合は関節内に損傷半月板が引っかかり、自身で膝を伸ばせなくなるときもあります。

上記の症状が自然に収まることもありますが、一定時間経って落ち着いた場合でも運動などをするたびに関節内水腫を生じたり、ひねる動作を加えたときに引っかかる、あぐらなどで痛みを感じるなどの症状が起こることがあります。

## 3 検査

診断には、徒手検査とMRI検査を行い、断裂の形態 ➡p.122 により分類されます。McMurray（マクマレー）テスト、Apley（アプリー）テストでは、疼痛誘発の有無や、クリックの引っ掛かりの有無を確認します。確定診断は基本的にMRI検査で行います。

▼ McMurray（マクマレー）テスト
膝を深く曲げた状態から回転させながら伸ばして、痛みやクリック音の有無を確認する。

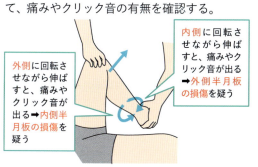

外側に回転させながら伸ばすと、痛みやクリック音が出る➡内側半月板の損傷を疑う

内側に回転させながら伸ばすと、痛みやクリック音が出る➡外側半月板の損傷を疑う

▼ Apley（アプリー）テスト
90°に立てた膝を下に押し付けながら回旋させて、痛みの有無を確認する。

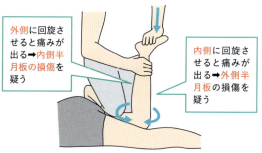

外側に回旋させると痛みが出る➡内側半月板の損傷を疑う

内側に回旋させると痛みが出る➡外側半月板の損傷を疑う

### ▼半月板損傷のMRI

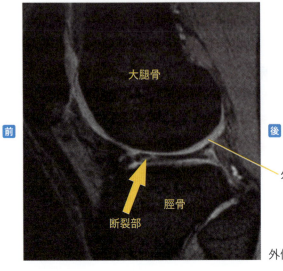

外側半月板に断裂を認める（➡）。

### ▼半月板損傷の主な分類

| 縦断裂 | バケツ柄断裂 | 変性断裂 | 横断裂 |
|---|---|---|---|
| | | | |

## 4 治療

十分に保存療法を行っても改善がなければ、手術療法を行います。

### ❶ 保存療法

保存療法は**運動療法、ヒアルロン酸の関節内注射**などがあります。

### ❷ 手術療法

半月板は膝荷重の分散に非常に重要な組織のため、可能な限り**関節鏡視下半月板縫合術**を行います。

しかし血行のない中央2/3における損傷で、縫合を行っても再生されないと判断した場合には、**部分切除術**が選択されることもあります。

## >> 関節鏡視下半月板縫合術

| | |
|---|---|
| 適応 | ・基本的には、半月板の機能温存のために縫合術が第1選択となる |
| 術式<br><br>**術中体位**<br>仰臥位（術者や内側／外側半月板によって異なる）<br>**麻酔方法**<br>全身麻酔（脊椎麻酔）（硬膜外ブロック／大腿神経ブロックを追加する施設もある） | ・関節鏡視下に半月板断裂部を同定する。断裂形態によって、縫い方はさまざまある（All-inside、outside-in、inside-out）<br>縦断裂<br>横断裂 |
| 術後管理 | **術後リハビリテーション**<br>・縦断裂に行うか、横断裂に行うか、また縫合の仕方で変わることがある<br>・術後2〜3週は外固定と非荷重の期間を設け、術後4週程度から全荷重、スポーツ復帰は4〜5か月で許可されることが多い<br>・手術法により後療法が変わるため、術者との連携が大切 |
| 特に注意すべき術後合併症 | ・術後感染<br>・深部静脈血栓症<br>・腓骨神経麻痺 → p.8：病棟では、創部が赤く腫れあがってないか、ふくらはぎを揉むと痛がらないか（ホーマンズ徴候）、足関節と足趾を背屈（上に挙げる）できるかの観察が大切 |

## >> 部分切除術

| | |
|---|---|
| 適応 | ・縫合しても半月板の再生が困難と判断された場合<br>・再断裂のリスクを少しでも減らしたい患者（スポーツ選手など） |
| 術式<br><br>**術中体位**<br>仰臥位（術者や内側／外側半月板によって異なる） | ・関節鏡視下に断裂部を切り取る手術 |
| メリット | ・リハビリテーション期間が短い |
| デメリット | ・将来的な変形性膝関節症への移行のリスクが高まる |
| 術後管理 | **術後リハビリテーション**<br>・基本的には疼痛に応じて下肢筋力強化、関節可動域（range of motion：ROM）訓練（可動域訓練。曲げ伸ばし訓練のこと）、歩行訓練を行い、制限は設けない<br>・膝関節の間のクッションがない状態であるため、疼痛や関節内水腫がたまらないか、注意深くみていく必要がある<br>・手術法により後療法が変わるので、術者との連携が大切 |
| 特に注意すべき術後合併症 | ・関節鏡視下半月板縫合術（上記）を参照 |

下肢 膝関節の外傷

# 下肢 膝関節の外傷
# 前十字靱帯損傷

## 1 病態

膝関節にある4つの靱帯の制動が外力により破綻したときに、靱帯は損傷されます。

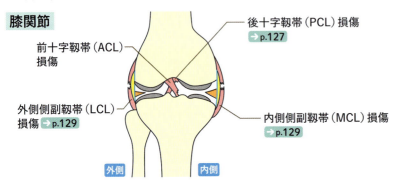

前十字靱帯（anterior cruciate ligament：ACL）は脛骨が前方に出てこないように制御している靱帯です。典型的な受傷肢位は「knee-in toe-out」と呼ばれ、膝が内側に入った状態でつま先が外を向いた際に起こります。

### ▼前十字靱帯損傷（ACL）の病態

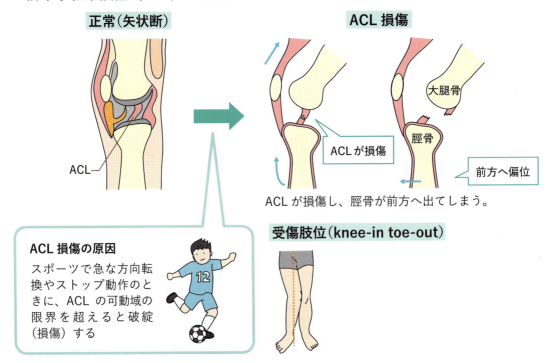

ACLが損傷し、脛骨が前方へ出てしまう。

**ACL損傷の原因**
スポーツで急な方向転換やストップ動作のときに、ACLの可動域の限界を超えると破綻（損傷）する

## 2 症状

受傷時にブツッというPOP音を伴うことが多いです。その後、痛みで足を引きずってしか歩けなくなり、関節が腫れてきます。

次第に症状は落ち着いてきますが、ACLは脛骨が前方へ行かないようにする靱帯なので、膝がぐらつき、階段のくだりなどで膝崩れ（膝が抜けるような感覚・膝が外れたような感覚）が起こったりします。

また、ACLは血流の豊富な組織であり、損傷があれば関節内血腫を伴うことが多いです。

## 3 検査

急性期はLachmanテストのみ行い、診断することもあります。急性期で膝の腫脹が強い場合は、触るだけでも力が入ってしまいPivot shiftテストは行えないことも多いです。あわせてMRIを施行し、診断を行います。

▼ Lachman テスト
（ラックマン）

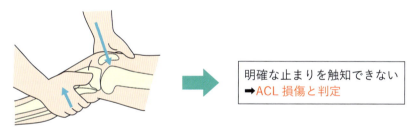

明確な止まりを触知できない
➡ACL 損傷と判定

方法 大腿骨を抑えながら脛骨を前に引き出して、止まるかを調べる。

▼ Pivot shift テスト
（ピヴォット シフト）

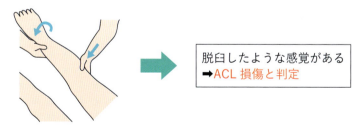

脱臼したような感覚がある
➡ACL 損傷と判定

方法 膝が少し内側に向くように下腿にストレスをかけながら、下腿が内側に回るようにストレスをかけて膝を伸ばしていく。

下肢　膝関節の外傷

# 4 治療

## ❶ 保存療法

初期の痛みと腫脹の軽減を待ってから、落ちてしまった筋力を戻すトレーニングを行います。ただし、ACL損傷は保存療法で自然に治ることは期待できず、膝崩れが残ったり、将来的な半月板損傷などをきたすリスクがあります。カッティング動作などのステップを踏まなくてもよいスポーツには戻れる可能性があります。

## ❷ 手術療法

バスケットボールやサッカーなどの高強度スポーツへの復帰を希望していたり、日常生活に影響を及ぼしている場合には、手術療法を行います。

### >> 関節鏡視下前十字靱帯再建術

| | |
|---|---|
| 目的 | ・高強度スポーツへの復帰のために、膝関節の安定性を再獲得すること<br>・膝崩れなどによる、二次性の半月板損傷や軟骨損傷を防ぐこと |
| 適応 | ・高強度スポーツへの復帰を希望する患者<br>・膝崩れなどを頻回にきたし、膝の不安定性により日常生活に影響が出ている患者 |
| 術式<br><br>**術中体位**<br>仰臥位<br>**麻酔方法**<br>基本は全身麻酔（硬膜外ブロックか大腿神経ブロックを追加する病院もある） | ・一般的には半腱様筋腱（ST腱）、骨付き膝蓋腱（BTB）を用いて再建することが多いが、近年は膝蓋大腿靱帯（QT）使用なども行われるようになってきた。再建方法もさまざまあるが、各腱をACLのような太さに整え大腿骨、脛骨を通して固定する |
| メリット | ・高強度のスポーツ復帰時にも膝の安定性が得られる<br>・二次性の半月板損傷、軟骨損傷などが防げる可能性が高まる |
| デメリット | ・下記の術後合併症を併発する可能性がある<br>・リハビリテーションに半年以上かかり、スポーツ活動などを長らく中断しなくてはいけない |
| 術後管理 | ・半膜様筋腱、膝蓋腱など、どの腱を使用するかなど術式はさまざまあるが、術後のリハビリテーションはそれほど大きくは変わらない<br><br>**〜術後4週**　ROM訓練を中心に行い、問題なく歩くことをめざす<br>↓<br>**〜術後3か月**　大腿四頭筋を中心とした筋力強化に努め、ジョギングなどを許可する<br>↓<br>**術後6か月〜**　筋力が健側の90％以上戻ったことを確認してから、スポーツ復帰を許可することが多い |
| 特に注意すべき術後合併症 | ・術後感染　・深部静脈血栓症　・腓骨神経麻痺 → p.8<br>・病棟では、創部が赤く腫れあがってないか、ふくらはぎをもむと痛がらないか（ホーマンズ徴候）、足関節と足趾を背屈（上にあげる）ことができるかの観察が大事 |

# 下肢 膝関節の外傷
# 後十字靱帯損傷

## 1 病態

後十字靱帯（posterior cruciate ligament：PCL）は、脛骨が後方へ行かないように制御している靱帯です。交通外傷のダッシュボード損傷として知られる受傷起点が典型例です。

### ▼ 後十字靱帯（PCL）損傷の原因

| 外傷 | 脛骨粗面に前方から強い衝撃を受けると破綻する |

### ▼ 後十字靱帯損傷（PCL）の病態

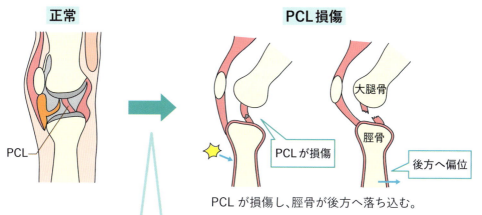

PCLが損傷し、脛骨が後方へ落ち込む。

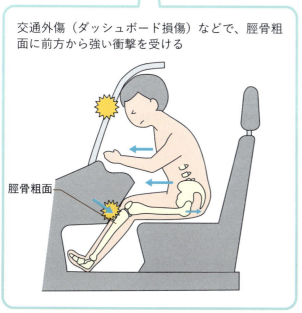

交通外傷（ダッシュボード損傷）などで、脛骨粗面に前方から強い衝撃を受ける

## 2 症状

前十字靭帯（ACL）損傷と比べると大きな自覚症状はないことが多いですが、脛骨が後ろに落ち込むことで、まれに膝の裏側の痛みや不安定感が残ることがあります。

## 3 検査

MRIによる画像診断のほか、徒手的検査として**後方引き出しテスト**を行います。

▼ 後方引き出しテスト

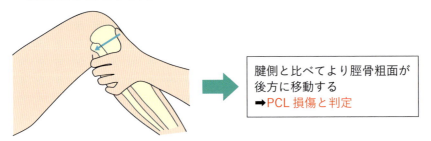

健側と比べてより脛骨粗面が後方に移動する
➡ PCL損傷と判定

方法 患者を仰向けに寝かせて、膝を90°に曲げ、脛骨を後方に押す。

## 4 治療

### ① 保存療法

PCL単独損傷の場合は、**保存療法が第一選択**です。

受傷後1、2週は伸展位固定で荷重制限はなく歩行してもらい、落ち着いてきたら膝周囲の筋力を回復させます。約1か月程度で痛みが消失することが多く、ジョギングを許可し、3か月程度でスポーツ復帰できることが多いです。

### ② 手術療法

数か月経っても膝の不安定感が消失しない場合は、**関節鏡視下後十字靭帯再建術**が選択されます。術者によって多少の違いはありますが、術後はおおむね下記のとおりリハビリテーションを行います。

▼ 術後管理の流れ

| 術後2週 | 伸展位固定で免荷を行う |
|---|---|
| 術後3週目〜 | 徐々に体重をかけていき、膝曲げ伸ばしのリハビリテーションの後、膝周囲の筋力訓練を行う |
| 術後4か月〜 | ジョギングを許可される |
| 術後6か月〜 | ノンコンタクトスポーツを許可される |
| 術後9か月〜 | コンタクトスポーツを許可されることが多い |

下肢 膝関節の外傷

# 内側側副・外側側副靭帯損傷

## 1 病態

　内側側副靭帯（medial collateral ligament：MCL）は膝の外反を、外側側副靭帯（lateral collateral ligament：LCL）は膝の内反を制御する靭帯で、外力により過内反、過外反強制されたときに制御しきれず靭帯が損傷してしまいます。

　まれではありますが、MCL は内側半月板と関節包を介して癒着していることから、関節内血腫をきたすこともあります。

　また、複合靭帯損傷と呼ばれる、同時に複数本の靭帯が損傷されること、半月板損傷と同時に損傷することもあります。前十字靭帯（ACL）損傷と MCL 損傷、内側半月板損傷 →p.120 を併発したものは unhappy triad と呼ばれ、予後が悪い病態として知られています。

▼ 内側側副靭帯（MCL）損傷、外側側副靭帯（LCL）損傷の原因

| 外力による過内反、過外反強制 | 膝の内反・外反を制御しきれず、靭帯が損傷する |

▼ 内側側副靭帯（MCL）損傷・外側側副靭帯（LCL）損傷の病態

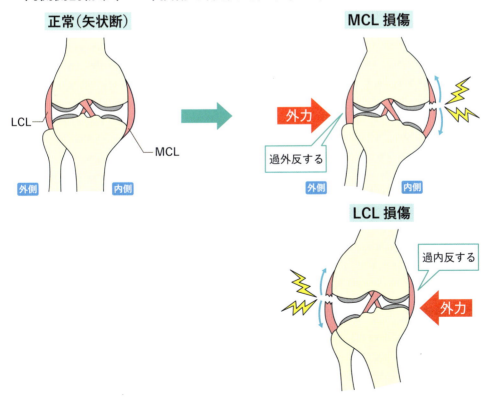

## 2 症状

MCL損傷では膝の**外反**を制御できず、体重をかけるとぐらつきと**内側**の痛みを自覚します。LCL損傷では膝の**内反**を制御できず、体重をかけるとぐらつきと**外側**の痛みを自覚します。いずれも、関節が腫れることはあまりありません。

## 3 検査

MCL損傷ではMRIによる画像診断のほか、徒手的検査として**外反ストレステスト**、LCL損傷では**内反ストレステスト**を行います。

▼ 外反ストレステスト

MCL損傷で実施する。

方法　患者を仰向けに寝かせて、膝に外反ストレスを加える。

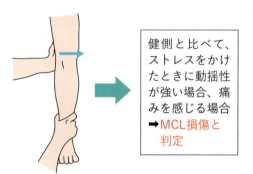

健側と比べて、ストレスをかけたときに動揺性が強い場合、痛みを感じる場合
➡MCL損傷と判定

▼ 内反ストレステスト

LCL損傷で実施する。

方法　患者を仰向けに寝かせて、膝に内反ストレスを加える。

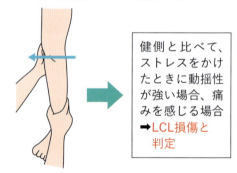

健側と比べて、ストレスをかけたときに動揺性が強い場合、痛みを感じる場合
➡LCL損傷と判定

## 4 治療

### ❶ 保存療法

損傷の度合いにより変わりますが、約1～2週は外反予防に装具を使用します。荷重制限は行いません。4～6週程度で競技に復帰できることが多いです。

### ❷ 手術療法

3度損傷(完全断裂)や不安定性の残存で手術を選択されることがあります。MCL損傷の手術の場合、術式は半腱様筋腱(ST)再建術、アンカーをもちいた縫合術など、損傷の状態によって選択されます。LCL損傷単独では手術にはなりません。術後の後療法は、ACL、PCLなどを同時再建したかによって変わります。2週間固定した後に、曲げ伸ばしの訓練を始めることが多いです。

# 膝蓋骨骨折

下肢 膝関節の外傷

## 1 病態

　膝蓋骨は大腿四頭筋と脛骨の間にある組織です。膝を45°以上曲げるときに、上側の大腿四頭筋腱と下側の膝蓋腱に強く引っ張られますが、大腿骨の滑車に収まることで左右にぶれず安定させるという点で、非常に大きな役割を果たしています。

　基本的には**直達外力といった転倒時に膝蓋骨を打つことで起こります**が、まれにウエイトリフティングなどのスポーツで膝を伸ばすときの大きな負荷（介達外力）で起こることもあります。

▼膝蓋骨骨折の病態

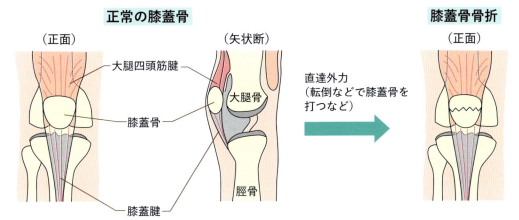

## 2 症状

　**膝蓋骨の痛みや陥凹とともに、関節内血腫を伴うことも多い**です。後述の横骨折、粉砕骨折の場合は自分で膝が伸ばせないこともあります。

## 3 検査

上記の症状に合わせて骨折を疑った場合は、X線撮影を行い診断します。粉砕骨折の場合など、より正確な骨折型を知りたい場合にはCT検査を行います。

骨折の型によって大きく以下のように分類されます。

▼ 膝蓋骨骨折の形状による分類

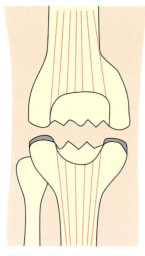

横骨折

膝蓋骨が横に折れている。

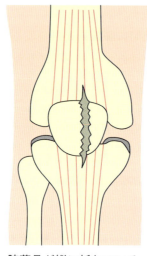

縦骨折

膝蓋骨が縦に折れている。

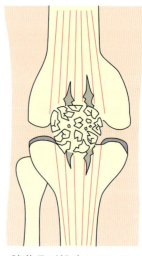

粉砕骨折

膝蓋骨が粉砕している。

## 4 治療

### ❶ 保存療法

骨片の転位がほとんどない場合や縦骨折の場合は、**伸展位でのギプスシーネ固定やシリンダーキャストなどを用いて骨癒合をめざします。**

単純X線写真で骨癒合の程度をみながらになりますが、4～6週程度は固定を続け、荷重制限は設けず、大腿四頭筋訓練を行います。骨癒合がみられたところから固定解除を許可し、関節可動域（ROM）訓練 ➡p.123 を行い、関節の拘縮を改善していきます。

### ❷ 手術療法

膝蓋骨骨折は骨折型、骨の強度などにより、手術療法はそれぞれ異なる**テンション・バンド・ワイヤリング法で観血的骨接合術を行う**ことが多いです。

## >> 観血的骨接合術（テンション・バンド・ワイヤリング法）

| | |
|---|---|
| 目的 | ・骨折の整復 |
| 適応 | ・骨片の転位がほとんどない場合や、縦骨折の場合以外 |
| 術式<br><br>**術中体位**<br>仰臥位<br><br>**麻酔方法**<br>基本は全身麻酔（硬膜外ブロックか大腿神経ブロックを追加する病院もある） | ・膝蓋骨に硬い針金状で先の鋭いキルシュナー鋼線を2本通して骨折部を固定し、膝蓋腱と大腿四頭筋腱に巻き、自在に曲げられるワイヤー（軟鋼線）をかけて8の字にする。ワイヤーが膝関節屈曲時に骨折部を離開させようとする張力を吸収し、骨折面に圧迫力をかける<br><br>横から見たところ　　正面から見たところ<br><br>軟鋼線／キルシュナー鋼線 |
| メリット | ・強固な固定が得られた場合は、早期に固定を外してROM訓練などが行える可能性がある |
| デメリット | ・単純の横骨折など、手術により固定性が十分得られれば、外固定は行わない<br>・関節拘縮の予防や筋力維持のために、ROM訓練・歩行訓練を行う<br>・粉砕骨折などがある場合など、固定が不良と術者が判断した場合は、後療法が変わるため術者との相談が大切 |
| 術後管理 | ・下記のような術後合併症の可能性がある |
| 特に注意すべき術後合併症 | ・感染<br>・骨折部離開<br>・深部静脈血栓症による肺塞栓 |

下肢　膝関節の外傷

## ● 本書に登場する主な略語❷（N～U）

| 行 | 略語 | フルスペル | 日本語 |
|---|---|---|---|
| N | NSAIDs | non-steroidal anti-inflammatory drugs | 非ステロイド抗炎症薬 |
| O | OA | osteoarthritis | 変形性関節症 |
| | OCM | orthopadische chirurgie munchen | 側臥位前外側進入法 |
| | OPLL | ossification of posterior longitudinal ligament | 後縦靱帯骨化症 |
| | ORIF | open reduction and internal fixation | 観血的整復固定術 |
| P | P | phosphorus | リン |
| | PA | posterior approach | 後方進入法 |
| | PCL | posterior cruciate ligament | 後十字靱帯 |
| | PIP関節 | proximal interphalangeal joint | 近位指節間関節 |
| | PLA | posterolateral approach | 後側方（外側）進入法 |
| | PRP | platelet-rich plasma | 多血小板血漿 |
| | PTFL | posterior talofibular ligament | 後距腓靱帯 |
| | PTTD | posterior tibial tendon dysfunction | 後脛骨筋腱機能不全 |
| R | ROM | range of motion | 関節可動域 |
| | RSA | reverse shoulder arthroplasty | リバース型人工肩関節置換術 |
| S | S | sacrum | 仙骨 |
| | SLE | systemic lupus erythematosus | 全身性エリテマトーデス |
| | SLRテスト | straight leg raising test | 下肢伸展挙上テスト |
| | ST | semitendinosus | 半腱様筋 |
| T | T | thoracic vertebra | 胸椎 |
| | TDR | total disc replacement | 頚椎人工椎間板置換術 |
| | THA | total hip arthroplasty | 人工股関節全置換術 |
| | TKA | total knee arthroplasty | 人工膝関節全置換術 |
| | TSA | total shoulder arthroplasty | 人工肩関節置換術 |
| U | UKA | unicompartmental knee arthroplasty | 人工膝単顆置換術 |

（主な略語❶ A～M → p.112）

# 下肢 足・足関節

足は27個の骨と28の関節からなる骨の複合体です。人体で最も末梢に位置するため、血流が悪く、立位で全体重を受けなければならず、常に靴の刺激を受け、外傷も受けやすい過酷な環境にあります。

## 足関節の骨と筋

### 正面から見たところ（右足）

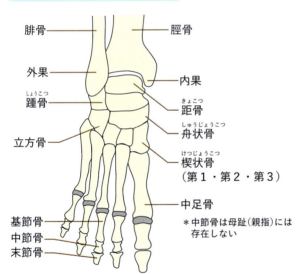

### 背面から見たところ（右足）

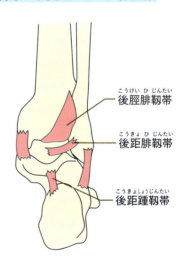

### 内側から見たところ（右足）

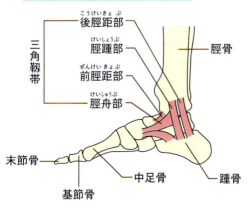

### 外側から見たところ（右足）

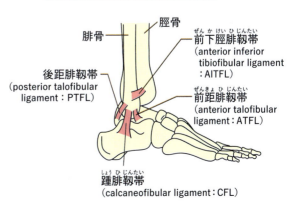

下肢　足・足関節の慢性疾患

# 外反母趾

## 1 病態

　外反母趾は、第1中足趾節関節（metatarsophalangeal joint：MTP関節）の亜脱臼と第1中足骨の内反、母趾回内、種子骨の外側偏位を伴う変形です。

　足部変形のなかで最も多く、有病率は約20～30％で[1～5]、60歳以上の女性（男：女 = 1：9）に多いといわれています[1]。また、足の形では、母趾が第2趾より長いエジプト型のときリスクが高いといわれています。

### ▼外反母趾の原因

| 外因的要因 | 幅の狭い靴や、ヒールが高い靴（靴を履く西洋文化が普及する前は、外反母趾の日本人はほとんどいなかったといわれている） |
|---|---|
| 内因的要因 | 遺伝、年齢、性別、足の形（エジプト型）、扁平足 →p.148 |

### ▼合併する病気

- 関節リウマチ
- 全身性エリテマトーデス
  （systemic lupus erythematosus：SLE）
- 脳性麻痺

### ▼外反母趾と足の形

エジプト型　　　　　ギリシャ型　　　　　スクエア型

外反母趾の
リスクが高い

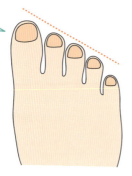
母趾が第2趾よりも長い。

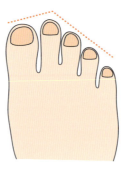
第2趾が母趾よりも長い。

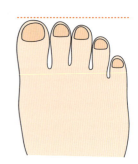
すべての足趾が同じくらいの長さ。

外反母趾は、筋腱と骨の不均衡により発生します。まず、第1中足趾節関節（MTP関節）内側側副靱帯や関節包などの支持機構が破綻することで、中足骨は内反、基節骨は外反します。

　支持機構が破綻する原因としては、靴の影響、筋肉と腱の不均衡、加齢や体重の増加が挙げられます。ハイヒールなどの先の狭い靴の長期使用によるMTP関節への負担、筋肉の不均衡によって生じる力の不均衡が、靱帯や関節包に過度なストレスを与え、関節周囲の支持機構が弱まり破綻に至ります。

　進行すると、中足骨頭は回内し、母趾内側にある母趾外転筋が底側に偏位することで、さらに重症化していきます。

### ▼外反母趾の病態

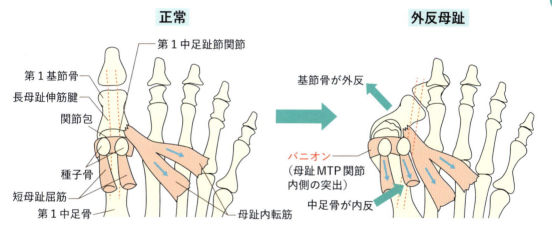

Coughlin MJ, Saltzman C, Anderson RB. Mann's Surgery of the FOOT AND ANKLE 9's ed, volume1 Saunders/Elsevier, Philadelphia, 2014 : 162.

### ▼重症外反母趾変形の症例

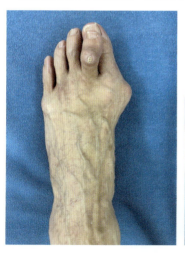
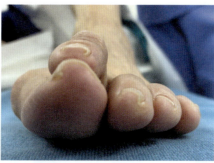

重症外反母趾変形に第2屈趾症（ハンマートゥ変形）を合併し、母趾のクロスオーバートゥも伴っている。

## 2 症状

多くの場合は無症状ですが、第1中足趾節関節（MTP関節）内側の突出（バニオン）が強くなると、履き物と擦れて、炎症をもったり赤く腫れたりして、痛みを伴うようになります。

変形が進むと、横アーチが破綻することで中足骨頭の足底圧が高まり、胼胝形成をきたします。さらに進行すると、母趾と第2趾が重なってきます（クロスオーバートゥ → p.137）。

なお、母趾の変形は外反母趾として有名ですが、第2〜5趾の変形は屈趾症といわれ、鉤爪変形やハンマートゥ変形ともいわれます。外反母趾の約9％に合併します[6]。

#### ▼ 胼胝形成の一症例

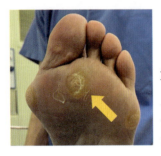

重症外反母趾になると、横アーチが破綻して荷重負荷が集中するため、足底胼胝（➡）ができてくる。

## 3 検査

X線写真で変形の程度を評価します。非荷重と荷重で見え方が変わってくるため、足のX線写真は立位荷重での評価を推奨します。

よく用いられる評価として、**外反母趾角（母趾中足骨軸と基節骨軸を結んだ線の角度、hallux valgus：HV角）** があります。正常は9〜15°で、**20°を越えると外反母趾** の診断となります。20〜30°は「軽度」、30〜40°は「中等度」、40°を越えると「重度」と評価されます。

#### ▼ 外反母趾のX線写真

**非荷重**

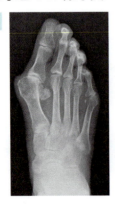

**荷重**

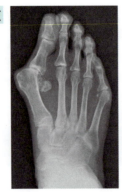

非荷重に比べて、立位荷重では足の横径が広がり、中足骨内転も増悪することで、HV角も大きくなる。

## ▼ 外反母趾角(HV角)による重症度判定

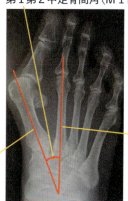

### HV角による重症度判定[7)]

| 正常 | 軽度 | 中等度 | 重度 |
|---|---|---|---|
| 9〜15° | 20〜30° | 30〜40° | >40° |

## ▼ 外反母趾の症例

| 症例写真 | X線写真 | | |
|---|---|---|---|
| 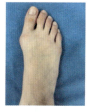 | 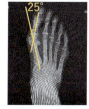 | 軽度 | HV角25°、母趾バニオンの軽度突出を認める。 |
| 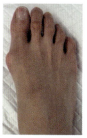 | 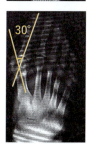 | 中等度 | HV角30°、母趾バニオンの突出と軽度発赤を認める。 |
| 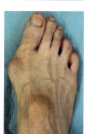 | 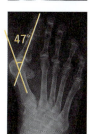 | 重度 | HV角47°、母趾バニオンがさらに突出し、母趾が第2趾を外側に圧排している。 |

足・足関節の慢性疾患

# 4 治療

## ❶ 保存療法

保存治療としては、鎮痛薬内服による疼痛コントロール、リハビリテーションでのストレッチや足趾トレーニング、装具治療などがあります。

保存治療で改善しない場合や重症例は手術治療を検討します。

▼ 主な保存治療

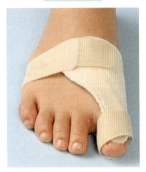

**矯正装具**

外反変形を、プラスチックバーの入った外固定装具により矯正する。

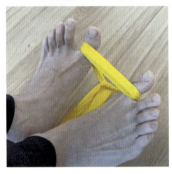

**Hohmann体操**（ホーマン）

踵をつけた状態で両母趾に幅広のゴムをかけて、つま先を広げるストレッチ体操。

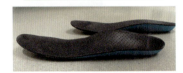

**足底挿板（インソール）**

変形によって低下したアーチを補強して、荷重分散や足底圧軽減の効果がある。

## ❷ 手術療法

外反母趾の矯正手術には、150を超える術式があるといわれています。大きくは、関節を取ってしまう**非温存術**と、関節を残す**温存術**に分けられます。

非温存術は、骨頭切除や関節固定、人工関節などがあります。関節がなくなると、歩行に重要な踏み返しができなくなってしまうため、**関節温存術が推奨されています。**

温存術は骨切り術で、骨切りをする位置や切り方によって数多くの種類があり、重症度や術者の経験によって、術式は選択されます。

文献

1) Cai Y, Song Y, Mincong He et al. Global prevalence and incidence of hallux valgus: a systematic review and meta-analysis. *J Foot Ankle Res* 2023；16(1)：63.
2) Menz HB, Marshall M, Thomas MJ, et al. Incidence and Progression of Hallux Valgus: A Prospective Cohort Study. *Arthritis Care Res* (Hoboken) 2023；75(1)：166-173.
3) Roddy, E, Zhang W, Doherty M. Prevalence and associations of hallux valgus in a primary care population. *Arthritis Rheum* 2008；59(6)：857-862.
4) Nishimura J, Kato K, Fukuda A, et al. Prevalence of hallux valgus and risk factors among Japanese community dwellers. *J Orthop Sci* 2014；19(2)：257-262.
5) Nix S, Smith M, Vicenzino B. Prevalence of hallux valgus in the general population: a systematic review and meta-analysis. *J Foot Ankle Res* 2010；3：21.
6) Cronin S, Conti M, Williams N, et al. Relationship Between Demographic and Radiographic Characteristics and Second Ray Pathology in Hallux Valgus Patients. *Foot Ankle Orthop* 2020；5(1).
7) 日本整形外科学会・日本足の外科学会監修：外反母趾診療ガイドライン 2022 改訂第3版. 南江堂，東京，2022：22.

## >> 骨切り術

| | |
|---|---|
| 目的 | ・外反母趾変形を矯正し、横アーチを再建する |
| 適応 | ・足趾体操やインソール、装具治療などの保存治療で改善が得られなかった重症外反母趾変形 |
| 術式<br>（単純X線写真）<br><br>**術中体位**<br>仰臥位<br>**麻酔方法**<br>全身麻酔、腰椎麻酔、伝達麻酔どれでも可能 | **矯正骨切り術（水平骨切り術）**<br>・中足骨を足底面に水平になるように横に骨切りを行い、遠位骨片を外反して矯正する<br><br>術前　　術後<br><br>メリット：中等度から重度まで幅広く対応でき、荷重することで骨切り部に圧がかかるので、早期から荷重歩行が許可され、骨癒合しやすい<br>デメリット：手技が難しく、ある程度の熟練が必要<br><br>**関節固定術（ラピダス法）**<br>・母趾リスフラン関節（○）を骨切りして、中足骨を外反して、関節面を圧着させて関節固定する<br><br>術前　　術後<br><br>メリット：矯正力が強く、重度、超重度の患者にも適応となる<br>関節を固定してしまうので、再発にくい<br>デメリット：手技に熟練を要し、偽関節 → p.34 リスクがある |
| 術後管理 | ・傷のトラブルや再発が多く、術後の後療法や看護指導も重要<br>・足は最も末梢にあり血流が悪く、腫れやすいため、術後1か月ほど包帯圧迫固定（バルキー包帯）、1～2か月ほど趾先荷重しないように指導する（踏み返し禁止）<br><br>**術翌日～** 踵歩行を許可（踏み返し禁止）<br>↓<br>**術後6週～** 包帯圧迫固定<br>↓<br>**術後8週～** 踏み返しを許可 |
| 特に注意すべき術後合併症 | ・関節拘縮　・浮趾　・再発<br>・創部感染　・創離開　・神経障害　など |

下肢　足・足関節の慢性疾患

下肢 足・足関節の慢性疾患

# 変形性足関節症

## 1 病態

　変形性足関節症（osteoarthritis：足関節 OA）は、足関節の軟骨がすり減り、痛みや腫れ、変形を引き起こす慢性疾患です。足関節は、膝や股関節の変形性関節症に比べて少なく、約6％に認めるといわれています[1]。

　足関節 OA は大きく分けて一次性と二次性に分類されます。一次性 OA は特定の原因がない場合を指し、二次性 OA は外傷や他の病気が原因で発生します。

　二次性 OA の原因は外傷が最多で、関節リウマチ、血友病、痛風、感染症などでも起こり、生活の質と歩行能力に大きな影響を与えます。

### ▼二次性変形性足関節症の原因

| | |
|---|---|
| 外傷 | ・足首の靱帯損傷や骨折などが主な原因<br>・上記の外傷が関節の形態や機能を変え、軟骨のすり減りを引き起こす |
| リウマチ | ・関節リウマチは自己免疫疾患であり、関節の炎症と破壊を引き起こす |
| 血友病 | ・血液が凝固しにくく、関節内での出血が繰り返されることによって軟骨が損傷される |
| 痛風 | ・尿酸結晶が関節内に蓄積し、炎症と痛みを引き起こす |
| 感染症 | ・関節の感染症が軟骨を破壊する |

### ▼変形性足関節症の病態

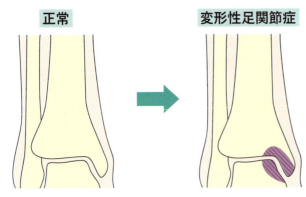

## 2 症状

足関節 OA の主な症状は、**痛み、腫脹、可動域制限、変形**があります。

多くは、足関節内側の局所的な痛みから始まり、進行すると足関節全体の痛みへと広がっていきます。体重をかけた際の痛み、荷重時痛や動き始めの痛み、始動時痛がよくみられます。

軟骨が減ってくると、滑膜が増生し、関節炎を引き起こします。また、骨棘形成が進むと骨自体の突出も起きて、足関節が腫れてきます。

軟骨が減ることで、骨棘ができ、骨棘同士がぶつかると（インピンジ）、関節の運動範囲が減少します。特に、足関節を背屈・底屈する動作が制限されます。

疾患が進行すると関節が変形し、外見にも影響を与えます。

## 3 検査

足関節 OA の診断にはいくつかの検査が行われます。単純 X 線写真や CT、MRI などの画像検査で関節の状態を詳しく調べ、軟骨のすり減り具合や骨の変形を確認します。

単純 X 線写真では、関節のすき間の狭さや骨棘の形成を確認します。立位荷重かどうかで、単純 X 線写真の見え方が大きく変わるため、立って体重をかけた状態での X 線撮影が重要です。

CT では、足関節や周辺関節の骨棘形成や関節症性変化、骨嚢胞や骨硬化像をチェックします。足は多関節からなり、骨が重なって X 線だけではうまく見えないことが多いため、骨性の変化をみるには CT が有用です。

MRI では、軟骨や軟部組織の状態を詳細に観察できます。骨髄浮腫（bone marrow edema：BME）、関節や腱周囲の滑膜や水腫、軟骨がどの程度減っているかを評価できます。

立位荷重 X 線写真の正面像での評価が重要で、高倉 - 田中分類を用いて、治療方針を決めていきます[2)3)]。

▼ 高倉 - 田中分類

| Stage 1 | Stage 2 | Stage 3a | Stage 3b | Stage 4 |
|---|---|---|---|---|
| 関節裂隙の狭小化を認めず、軟骨下骨の硬化像や骨棘の形成を認める | 関節裂隙に一部狭小化を認める | 関節裂隙消失の範囲が内果関節面のみ | 関節裂隙消失の範囲が脛骨天蓋面の50％以下 | 関節裂隙消失の範囲が50％以上に及ぶ |

Takakura Y, Tanaka Y, Kumai T, et al. Low tibial osteotomy for osteoarthritis of the ankle. Results of a new operation in 18 patients. *J Bone Joint Surg Br* 1995；77：50-54.（画像は著者提供）

## 4 治療

　治療法は、症状の程度や原因によって異なります。他の病気が原因で起こる足関節OAであれば、原疾患のコントロールをすることが大前提です。治療としては、保存治療と手術治療があります。

### ❶ 保存療法

　薬物療法として、痛みを和らげるための消炎鎮痛薬、非ステロイド抗炎症薬（NSAIDs）の経口投与を行います。

　また、足関節のなかにヒアルロン酸を注射して、関節内の滑走を改善させたり、炎症を抑制するために関節内注射を行います。

　そのほか、ウェッジをつけることで偏位した荷重軸を矯正し、関節温存および疼痛緩和を目的としてインソールを用います。

　リハビリテーションとして、関節の動きや関節の不安定性を改善するために、筋力トレーニングを行います。理学療法士の指導のもと、柔軟性と筋力を強化する運動を行います。

　体重管理や適切な靴の選択など、日常生活での工夫で、関節への負担を軽減することもできます。

### ❷ 手術療法

　症状が進行した場合や保存療法が効果を示さない場合には、手術が検討されます。

　足関節の手術は、先に述べた立位荷重X線写真（正面像）での高倉-田中分類[2)3)]でのStageによって、関節鏡手術や低位脛骨骨切り術（low tibial osteotomy：LTO）、関節固定術、人工関節置換術などから、どの手術を行うかが決められます。

## >> 関節鏡手術

| | |
|---|---|
| 目的 | ・関節内の滑膜切除や足関節外側靱帯や修復・再建を行う |
| 適応 | ・高倉 - 田中分類 Stage 1 - 2 |
| 術式（単純X線写真）<br><br>**術中体位**<br>仰臥位（足を牽引）<br><br>**麻酔方法**<br>全身麻酔、腰椎麻酔、伝達麻酔どれでも可能 | 術前（正面像）→ 術後（正面像）<br>術前（側面像）→ 術後（側面像）<br>ストレス撮影<br><br>手術では前方骨棘を切除して、外側靱帯修復を行い、術後X線写真（側面像）では前方骨棘が消失しているのが確認できる（正面像では、術前・術後で変化はみられない）<br><br>内側関節裂隙の一部狭小化を認める Stage 1 の症例。X線写真（側面像）で前方関節面の骨棘増生と、X線写真（ストレス撮影）で外側不安定性を認める |
| メリット | ・骨棘どうしが衝突することでの痛みが軽減する<br>・靱帯を修復することで、足関節の不安定性が改善するため、疼痛緩和も期待できる |
| デメリット | ・骨棘を削ることで可動域が増えるので、別の場所に痛みが出たり、再発のリスクがある |
| 術後管理 | **術直後〜** ギプス固定で患肢免荷<br>↓<br>**術後2週後〜** ギプスからサポーターに切り替えて、全荷重を許可 |
| 特に注意すべき術後合併症 | ・出血<br>・感染<br>・神経損傷 など |

## >> 低位脛骨骨切り術(LTO)

| | |
|---|---|
| 目的 | ・関節のアライメントを修正するために脛骨を切って、関節の形を矯正する |
| 適応 | ・高倉 - 田中分類 Stage 2 - 3a<br>・関節を温存できるため、活動性が高い患者や若い年層にも広く適応となる |
| 術式<br>(単純X線写真)<br><br>**術中体位**<br>仰臥位<br>**麻酔方法**<br>全身麻酔、腰椎麻酔、伝達麻酔どれでも可能 | ・術前は、内側の関節軟骨が消失しているが、天蓋の関節軟骨は残存しているStage 3aである<br>・術後は隙間ができている<br>・脛骨遠位および腓骨遠位を骨切りして外反することで、残存している関節軟骨側に荷重をシフトして関節を温存する手術である |
| メリット | ・関節を温存するため、関節可動域が保持される |
| デメリット | ・軟骨は再生しないため、疼痛軽減するが、関節固定や人工関節ほどではない |
| 術後管理 | 術直後〜 ギプス固定、免荷<br>↓<br>術後2週〜 ギプスヒールで全荷重<br>↓<br>術後3週〜 ギプスを取ってサポーター装着 |
| 特に注意すべき術後合併症 | ・出血 ・感染 ・神経損傷 ・偽関節 など |

## >> 関節固定術

| | |
|---|---|
| 目的 | ・関節を固定し、痛みを和らげる |
| 適応 | ・高倉 - 田中分類 Stage 3b〜4 |
| 術式<br>(単純X線写真)<br><br>**術中体位**<br>仰臥位<br>**麻酔方法**<br>全身麻酔、腰椎麻酔、伝達麻酔どれでも可能 | ・術前はStage 4である<br>・距腿関節のみの1関節固定のため、残りの関節は温存し、ある程度の関節可動域は残る |
| メリット | ・疼痛軽減し、人工関節の寿命がないため若年や活動性が高い人にも適応される |
| デメリット | ・関節可動域が制限されるので、正座はできない<br>・隣接関節へ負担がかかるため、隣接関節の変形性関節症リスクがある |
| 術後管理 | 術直後〜 ギプス固定、免荷<br>↓<br>術後3週〜 ギプスヒールで全荷重<br>↓<br>術後6週〜 ギプスを取って、サポーター装着 |
| 特に注意すべき術後合併症 | ・出血 ・感染 ・神経損傷 ・偽関節 など |

## >> 人工関節置換術

| | |
|---|---|
| 目的 | ・関節を人工関節に置き換える |
| 適応 | ・特に60歳以上で、活動性の低い末期関節症の患者<br>・関節可動域はしっかりと確保され、痛みも改善されるが、耐久性の問題があり、若年層や活動性の高い患者には適応とならない |
| 術式<br>（単純X線写真）<br>**術中体位**<br>仰臥位<br>**麻酔方法**<br>全身麻酔、腰椎麻酔、伝達麻酔いずれも可 | 術前／術後<br>Stage 4で関節裂隙がすべて消失している／人工関節置換術を行うことで、関節裂隙が再び形成されている |
| メリット | ・可動域が保持され、疼痛緩和される |
| デメリット | ・インプラント寿命があるので、適応が限られる |
| 術後管理 | 術直後〜：ギプス固定、免荷<br>術後2週後〜：ギプスヒールで全荷重<br>術後3週後〜：ギプスを取ってサポーター装着 |
| 特に注意すべき術後合併症 | ・出血<br>・感染<br>・距骨インプラントの沈み込み<br>・インプラントのゆるみ |

下肢 足・足関節の慢性疾患

---

文献

1) Hermans JJ, Beumer A, de Jong TAW, et al. Anatomy of the distal tibiofibular syndesmosis in adults：a pictorial essay with a multimodality approach. *J Anat* 2010；(6):633-645.
2) Takakura Y, Tanaka Y, Kumai T, et al. Low tibial osteotomy for osteoarthritis of the ankle. Results of a new operation in 18 patients. *J Bone Joint Surg Br* 1995；77(1)：50-54.
3) Tanaka Y, Takakura Y, Hayashi K, et al. Low tibial osteotomy for varus-type osteoarthritis of the ankle. *J Bone Joint Surg Br* 2006；8(7): 909-913.

下肢 足・足関節の慢性疾患

# 扁平足

## 1 病態

　扁平足は土踏まず、縦アーチが低下または消失し、足底が平らになる状態を指します。扁平足は、先天性と後天性のものがあり、後天性の場合は成人期に発症することが多いです

▼ 扁平足の原因[1〜4]

| 後脛骨筋腱機能不全（posterior tibial tendon dysfunction：PTTD） | 原因のなかで最も多い。後脛骨筋腱が損傷、断裂することで、内側縦アーチが低下して扁平足となる |
|---|---|
| 関節リウマチ | 慢性的な炎症が関節や軟部組織を破壊して、縦アーチが破綻する |
| 変形性関節症 | 関節軟骨が消失し、距骨が変形したり、リスフラン関節の破綻が進行することで縦アーチが低下してくる |
| 神経原性関節症（シャルコー関節） | 知覚の低下により、痛みに鈍感になり、関節および骨破壊が進行することで縦アーチが低下する |

▼ 扁平足の病態

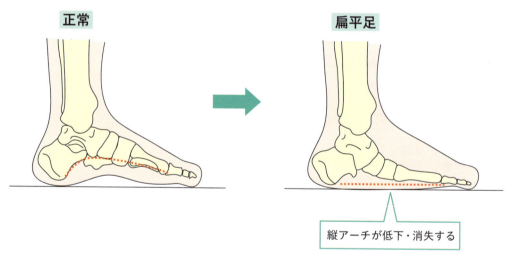

縦アーチが低下・消失する

## 2 症状

　足のアーチが低下することで、足の内部の筋肉や靱帯に過度の負荷がかかり、痛みや炎症を引き起こします。また、長時間の立位や歩行が困難になり、足の疲労感が増します。さらに、足のアーチが崩れることにより、歩行時のバランスが悪くなり、転倒しやすくなることもあります。

　変形が進むと、距舟関節が脱臼して、外側に荷重がかかるようになってきます。末期では、距骨外側突起や外果と踵骨が当たって（インピンジして）、関節症性変化を起こします。

### ▼扁平足の症例

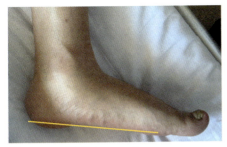
縦アーチが消失している。

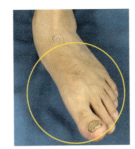
前中足部が外転変形している。

## 3 検査

　肉眼上で、土踏まず、内側縦アーチの消失や、立位荷重で後ろから足を見たときに足趾が健側よりも多く見える認める too many toes sign などを確認します。また、患側での片足つま先立ちができなくなります（single heel rise テスト陽性）。

### ▼too many toes sign

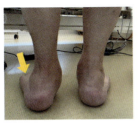
立位荷重で足趾が多く見える（→）。

### ▼single heel rise テスト

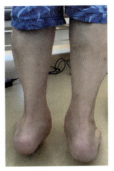
踵部の内反が起こらず、後脛骨筋が機能しないため、十分に踵が持ち上がらない。

画像検査では、立位単純X線撮影、超音波、MRI、CTなどが行われます。

X線写真の正面像では距舟関節の亜脱臼、側面像では縦アーチの消失および中足骨がばらけず重なって見えます。後足部撮影では踵骨が外反してきます。

重症例では足関節正面像で外果の疲労骨折や、CTで距骨外側突起部のOA変化を認めます。

### ▼ 扁平足の立位単純X線写真

足背部

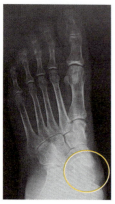

ショパール関節で距骨頭が舟状骨から内側に亜脱臼している。

後足部

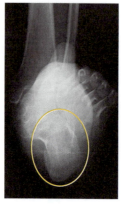

後足部が外反して、踵骨軸が外側にシフトする。

側面部

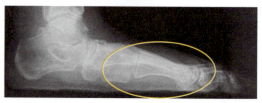

縦アーチの消失、中足骨がばらけずに、すべて重なって見える。

### ▼ 扁平足の重症例

立位単純X線写真（足関節）

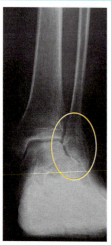

荷重軸が外側にシフトするので、慢性化してくると外果が疲労骨折する。

CT

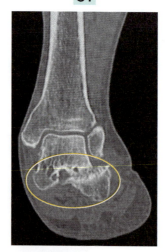

距骨外側突起のインピンジが続き、変形性関節症をきたしている状態。

## 4 治療

扁平足の治療には、保存療法と手術療法があります。

### ❶ 保存療法

痛みを抑えるために、消炎鎮痛薬、非ステロイド性抗炎症薬（NSAIDs）の内服や足底挿板（インソール）や足関節装具（ankle-foot orthosis：AFO）を使用してアーチをサポートし、症状を軽減します。また、リハビリテーションで筋力トレーニングやストレッチを行うことも有用です。

### ❷ 手術療法

保存療法が効果を示さない重症扁平足に対して行われます。関節固定、バネ靱帯や後脛骨筋腱の修復、腱移行、腱延長、骨切りなどの手術を組み合わせて行います。

#### ≫ 矯正骨切り術（外側支柱延長術＋バネ靱帯再建術＋後脛骨筋腱前進移行術）

| 目的 | ・破綻した縦アーチを再建する |
|---|---|
| 適応 | ・徒手矯正が可能な扁平足 |
| 術式<br>（単純X線写真）<br><br>**術中体位**<br>(外側手術)側臥位<br>→(内側手術)仰臥位<br>**麻酔方法**<br>全身麻酔、腰椎麻酔、伝達麻酔どれでも可能 | ・術前は縦アーチが破綻して扁平足となっていたのが、矯正手術により縦アーチが再建され軸も矯正されている<br><br>術前　足背部　後足部　側面部<br><br>術後　足背部　後足部　側面部<br><br>距骨が亜脱臼しているのが、術後は適切な位置に戻っている／踵骨が外反しているのが、術後は脛骨軸に平行で、良好なアライメントになった／術前は中足骨が5本とも1本に重なっているが、術後はアーチが再建され、中足骨がバラけて見える |

| メリット | ・縦アーチが再建されることで歩きやすくなり、長時間の立位や長距離歩行が可能になる |
|---|---|
| デメリット | ・再発リスクがあり、後療法が長い |
| 術後管理 | 術直後〜　ギプス固定、免荷<br>↓<br>術後6週　ギプス固定を取り、部分荷重開始<br>↓<br>術後8〜12週　インソール装着で全荷重許可 |
| 特に注意すべき術後合併症 | ・出血<br>・感染<br>・再発<br>・偽関節　など |

## ≫ 距骨下三関節固定術

| 目的 | ・破綻した縦アーチを再建する |
|---|---|
| 適応 | ・徒手矯正が不能な扁平足 |
| 術式<br>（単純X線写真）<br><br>**術中体位**<br>側臥位→仰臥位もしくは仰臥位のみ<br><br>**麻酔方法**<br>全身麻酔、腰椎麻酔で可能。腸骨移植が必要になることが多いため、全身麻酔が望ましい | ・術前は縦アーチが破綻して、扁平足となっていたのが、関節固定術により縦アーチが再建され、軸も矯正されている<br><br>術前　足背部　後足部　側面部<br><br>術後　足背部　後足部　側面部 |

152

| | |
|---|---|
| メリット | ・縦アーチが再建されることで歩きやすくなる<br>・変形性関節症となっていた距骨下関節も、関節固定されることで痛みが軽快する |
| デメリット | ・偽関節、再発のリスクがあり、後療法が長い |
| 術後管理 | **術直後〜** ギプス固定、免荷<br>↓<br>**術後6〜8週** ギプス固定を取り、部分荷重開始<br>↓<br>**術後8〜12週** 単純X線写真を見ながら全荷重許可 |
| 特に注意すべき<br>術後合併症 | ・再発<br>・偽関節<br>・出血<br>・感染<br>・神経血管損傷　など |

下肢　足・足関節の慢性疾患

### 文献

1) Johnson KA, Strom DE. Tibialis posterior tendon dysfunction. *Clin Orthop Relat Res*, 1989 ; Feb (239):196-206.
2) Myerson MS, Corrigan JP. Posterior Tibial Tendon Dysfunction: Its Association With Seronegative Inflammatory Disease. *Clin Orthop Relat Res* 1989 ; Feb (239) : 196-206.
3) Bluman EM, Title CI, Myerson MS. Posterior Tibial Tendon Rupture: A Refined Classification System. *Foot Ankle Clin* 2007 ; 12(2) : 233-249.
4) Deland JT, de Asla RJ, Sung IH. Posterior Tibial Tendon Insufficiency: Which Ligaments Are Involved? *Foot Ankle Clin* 2005 ; 26(6) : 427-433.

# 下肢 足・足関節の外傷
# 足関節周囲骨折（足関節果部・脛骨天蓋骨折）

## 1 病態

　足関節（距腿関節）は脛骨、腓骨、距骨の3つの骨で構成され、外果（外くるぶし）、内果（内くるぶし）、脛骨天蓋の3つの面で形成されます。**"ほぞ・ほぞ穴の関係"**に例えられるように距腿関節窩に距骨がはまり込み、骨性に安定した構造をとっています。

　足関節周囲は軟部組織が薄いために、骨折に伴って容易に損傷して開放骨折となったり、循環傷害による皮膚壊死などを生じやすいことが特徴です。

### ❶ 足関節果部骨折

　内果や外果の骨折で、いわゆる「くるぶし」の骨折です。
　受傷肢位や加わる外力の大きさによって内果骨折・外果骨折や靱帯損傷などが組み合わさって起こり、さまざまな形態をとります。

▼ 足関節果部骨折の原因

| スポーツや転倒 | 足関節をひねって受傷することが多い |

▼ 足関節果部骨折の病態

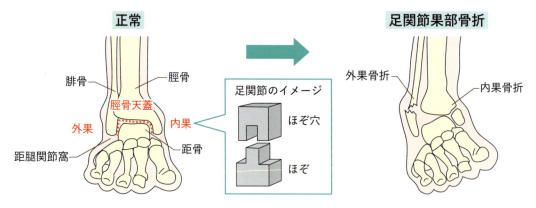

▼ 足関節果部骨折（脱臼骨折）のX線写真

足関節（正面像）　　　足関節（側面像）

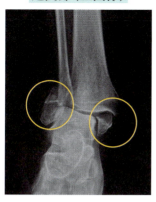
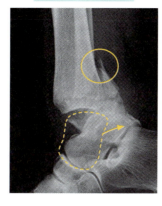

外果、内果、後果に大きな転位を伴う骨折を認め、距骨は後方・外方に脱臼している。

## ❷ 脛骨天蓋（ピロン）骨折

　脛骨天蓋の関節面の骨折です。関節面の粉砕を伴ったり、周囲の軟部組織の損傷により皮膚障害が高い頻度で起こることなどが問題となります。

▼ 脛骨天蓋（ピロン）骨折の原因

| 高所からの転落や交通事故 | 高エネルギーの外傷によって、距腿関節面に大きな軸圧がかかって受傷することが多い |
| --- | --- |
| 転倒 | 高齢者では骨の質が低下しているために、比較的軽微な外傷によっても生じることがある |

▼ 脛骨天蓋（ピロン）骨折の病態

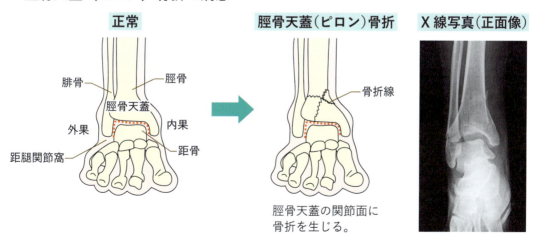

脛骨天蓋の関節面に骨折を生じる。

## 2 症状

骨折の状態や転位の程度によりますが、足関節周囲に痛みや腫脹、皮下出血、外見上の変形などが見られます。ほとんどの場合は痛みのために、立位や歩行は困難となります。

転位が大きく、周囲の軟部組織のダメージが高度な場合には、開放創を認めたり、皮膚に水疱を形成する場合があります。

### ▼ 水疱形成のマクロ写真

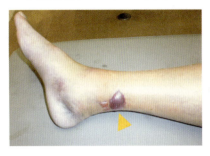

骨折部の直上の皮膚は、内部から損傷を受けて皮下出血を認める。腫脹に伴い、水疱形成を認める。

## 3 検査

単純X線写真は必須の検査となります。最低2方向（足関節正面像・側面像）を撮影し、必要に応じて斜位像などを追加します。

足関節果部骨折の外果単独骨折においては、骨折の不安定性を評価するために重力ストレス撮影（患肢を下に横向きとなり、骨折部に重力による緩徐なストレスをかけて撮影する方法）を行います。

内側の関節裂隙の距離（medial clear space：MCS）を評価して、開大を認める場合は内側の靱帯損傷あり＝不安定型の骨折であると判断し、手術適応となります。

CT検査は単純X線写真では診断のつきにくい転位のない骨折や、詳しい骨折形態を評価するのに有用です。3D-CTでさまざまな方向から立体的に骨折形態を確認することで、術前計画に役立てます。

## ▼ 外果単独骨折症例における X 線写真（同一症例）

### 単純X線写真（正面像）

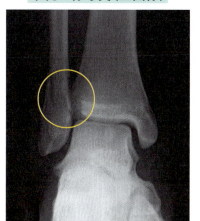

外果骨折を認める。

### 重力ストレス撮影（正面像）

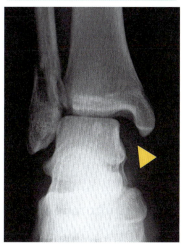

MCS の開大を認め、三角靱帯（内側靱帯）断裂が示唆される不安定な骨折と評価する。

## ▼ 足関節果部骨折の 3 D-CT

### 正面部

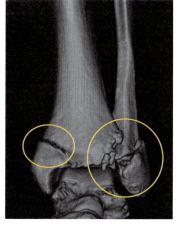

外果・内果に骨折を認める。

### 外側部

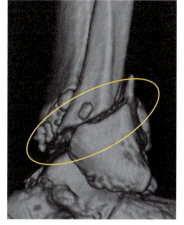

外果は斜骨折を認める。

### 後方部

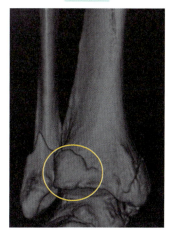

後果に骨折を認める。

# 4 治療

## ❶ 保存療法

外果単独の骨折で転位がほとんどなく、骨折部の不安定性がない場合には、**ギプス固定**による保存治療が可能です。

## ❷ 手術療法

転位を認める場合や、骨折部が不安定で徒手整復をしても良好な整復位が保てない場合は、手術療法の適応になります。骨折を整復して、金属のプレートやスクリューなどを用いて固定する**観血的整復固定術**（open reduction and internal fixation：ORIF）を行います。

手術までの待機期間は、ギプスシーネによる外固定をして骨折部を安定化させるとともに、挙上・アイシングを徹底して腫脹の軽減を図ります。

脱臼を伴った果部骨折やピロン骨折のように、軟部組織の損傷が高度で、水疱形成などの皮膚障害を起こしている場合や起こす可能性が高い場合は、軟部組織の保護や状態改善を目的に**一時的創外固定術**を行う必要があります。腫脹が軽減した 7 〜 14 日後に二期的に ORIF を行います。

一時的創外固定術後は、軟部組織の腫脹・皮膚障害（水疱形成や壊死など）を観察することが重要です。また、ピン刺入部の発赤や滲出液の性状を観察して、感染徴候の有無を確認します。適宜、消毒・ガーゼ交換を行い、必要に応じて軟膏処置を追加します。

ORIF までの待機時間が長期にわたると、尖足拘縮や屈趾が生じることがあります。固定をされていない部分の足先や足趾を動かしたり、徒手的なストレッチを行うことで予防します。

## >> 一時的創外固定術

| | |
|---|---|
| 目的 | ・軟部組織の保護や状態の改善 |
| 適応 | ・水疱形成など起こしている症例<br>・腫脹や軟部組織の損傷が強く、皮膚障害を起こす可能性が高い症例 |
| 術式<br>(単純X線写真)<br><br>**術中体位**<br>仰臥位<br>**麻酔方法**<br>下肢伝達麻酔、全身麻酔、腰椎麻酔<br>(施設や症例に応じて選択) | ・骨折部をまたいだ下腿(脛骨)と足部(踵骨)に数本のピンを刺入し、これらを体の外でバーやクランプを用いて連結させることで、骨折部を可能な限り整復された位置で固定する<br>・さらに、周りをバーでフレームを組んでキックスタンドのようにすることで、患肢を挙上させた状態を保持して軟部組織の保護をする(通称「やぐらいらず[1]」)<br><br>**ピロン骨折に対する一時創外固定術**<br><br>術前 → 術後<br><br>上方から見たところ　側面から見たところ<br><br>・ピロン骨折に対して、一時的創外固定術を行ったところ。 |
| メリット | ・シーネなどによる外固定に比べて固定力が高いため、より効果的な軟部組織の改善に期待できる |
| デメリット | ・ピン刺入部の感染などの合併症を生じる |
| 術後管理 | ・軟部組織の腫脹、皮膚障害(水疱形成など)の観察<br>・感染徴候(ピン刺入部)の確認<br>・尖足拘縮(足がつま先立ちのような状態で固まる)、屈趾(足趾が曲がった状態で固まる)の予防 |
| 特に注意すべき合併症 | ・ピン刺入部の感染<br>・尖足拘縮、屈趾 |

下肢　足・足関節の外傷

## 観血的骨折整復固定術（ORIF）

| | |
|---|---|
| 目的 | ・転位した骨折部を整復して固定・骨癒合をさせることで、足関節の正常な機能を回復する |
| 適応 | ・骨折部に転位を認める場合<br>・骨折部が不安定で、徒手整復をしても良好な整復位が保てない骨折 |
| 術式<br>（単純X線写真）<br><br>**術中体位**<br>骨折型により、側臥位または仰臥位（ときには、術中に体位変換を行う）<br>**麻酔方法**<br>下肢伝達麻酔、全身麻酔、腰椎麻酔（施設や症例に応じて選択） | ・関節果部骨折では、一般的に外果はプレート固定、内果はスクリューで固定されることが多い<br>・ピロン骨折では、プレート固定が一般的だが、関節面の骨折が比較的シンプルな場合は髄内釘による固定を行う症例もある<br><br>**足関節果部骨折の整復固定術**<br>術前　　　　　　　　　術後<br><br>外果は1/3円プレート固定、内果はキャニュレイテッドキャンセラススクリューで固定<br><br>**ピロン骨折の整復固定術**<br>術前　　　　　　　　　術後 |
| メリット | ・シーネなどによる外固定に比べて固定力が高いため、より効果的な軟部組織の改善に期待できる |
| デメリット | ・ピン刺入部の感染などの合併症を生じる |
| 術後管理 | ・患肢の挙上とアイシング<br>・皮膚の観察（創部の感染徴候、水疱や褥瘡形成など）<br>・リハビリテーション |
| 特に注意すべき術後合併症 | ・術後感染<br>・深部静脈血栓症、肺塞栓症<br>・骨折部の転位、インプラントのトラブル（ゆるみ、折損） |

ORIF 後は、もともとの外傷によって出血や腫脹が存在しているところに手術の侵襲が加わるため、さらなる出血や腫脹を伴います。腫脹の遷延やそれによる水疱形成は手術創の治癒を遅らせて、創部感染を引き起こす原因にもなります。**患肢の挙上とアイシングを徹底して、腫脹の改善**を図ります。

　骨折形態や内固定の具合によって異なりますが、術後にギプスシーネなどによる外固定や荷重制限を設ける場合があります。外傷や手術によってダメージを受けた皮膚は、外固定による刺激で水疱形成や褥瘡が発生しやすい状態にあるため、**定期的な包帯の巻き直しをして皮膚の観察**を行います。また、必要に応じてギプス用綿包帯や被覆材で皮膚の保護をします。

　腫脹や外固定・免荷に伴う廃用によって、多かれ少なかれ足関節や足部の**可動域制限と筋力低下**をきたします。リハビリテーションによって、これらを回復させることが、正常な足関節の機能を獲得するために非常に重要です。

---

文献

1）山本乃利男, 小川健一, 寺田忠司ら：下腿骨骨折における軟部組織損傷の管理のために　創外固定"やぐらいらず"を用いた治療経験. 骨折 2017；39 巻（2 号）：412-414.

下肢 足・足関節の外傷

# 足関節外側靱帯損傷（足関節捻挫）

## 1 病態

　足関節捻挫は最も発生頻度の高い運動器外傷の1つで、スポーツ外傷の20〜30％を占めるといわれています[1]。足を内側に捻る形（回外位）での受傷が多く、足関節外側靱帯損傷を生じます。足関節捻挫では特に、前距腓靱帯（ATFL）が高い頻度で損傷します。

　多くは良好な経過をたどりますが、不適切な治療や繰り返しの受傷により、靱帯がゆるみ足関節が慢性的に不安定な状態となる、足関節不安定症になってしまうことが知られています。

▼足関節外側靱帯損傷（足関節捻挫）の原因

| スポーツによる外傷 | 足関節を内側に捻って受傷することが多い |

▼足関節外側靱帯損傷の解剖

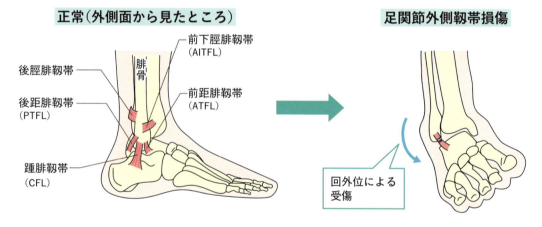

## 2 症状

　足関節外果周囲の腫脹や皮下出血、圧痛を認めます。重症の場合は、荷重時痛が強く歩行困難となることもあります。

## ③ 検査

- **超音波**：裂離骨折や靱帯損傷の有無の評価に有用です。
- **単純 X 線写真**：骨折の有無を確認します。外側靱帯付着部の裂離骨折（靱帯の付着部で骨ごとはがれる）を認めることもあります。
- **前方引き出しテストなど**：ストレスをかけることで靱帯損傷に伴う関節の不安定性を動的に評価することも可能です。
- **MRI**：靱帯損傷の評価はもちろん、骨軟骨損傷の合併や骨挫傷などを確認できます。

▼ 前距腓靱帯（ATFL）損傷の超音波画像

正常

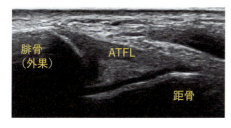

ATFL 損傷

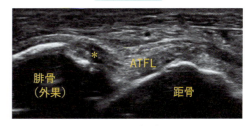

ATFL は腓骨側で断裂（*）して、たわんでいる。

▼ 前方引き出しテスト

方法 片手で下腿遠位部を内側から保持し、もう一方の手で踵を包み込むように保持する。後足部中間位・軽度底屈位で足部を前方に引き出す。

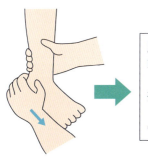

➡ 健側と比較して動揺性を触知、または被験者が痛みや不安感を自覚する
➡ 陽性

下肢　足・足関節の外傷

## 4 治療

### ❶ 保存療法

受傷直後の超急性期の初期対応は、RICE 処置が重要で、最近ではこれに固定（Protection）を加えた **PRICE 処置**、あるいは最適な負荷（Optimal loading）も加えた **POLICE 処置** が行われます。特に重症の症例では、10 日間程度の外固定を行うことが推奨されています[2]。

▼ PRICE 処置

- 固定（**P**rotection）　・圧迫（**C**ompression）
- 安静（**R**est）　　　　・挙上（**E**levation）
- 冷却（**I**ce）

▼ POLICE 処置

- 固定（**P**rotection）　・圧迫（**C**ompression）
- 最適な負荷　　　　　　・挙上（**E**levation）
  （**O**ptimal Loading）
- 冷却（**I**ce）

続く急性期の治療は、装具と理学療法による保存療法が第一選択となります。靱帯損傷の生じる動きを起こさないように **装具を装着** して、損傷した靱帯を保護した状態で早期から荷重をかけて、**底背屈を中心とした可動域訓練** を開始していきます。

▼ 足関節用サポーター（一例）

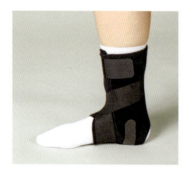

（画像提供：日本シグマックス株式会社）

内外側にある支柱によって、足関節をひねる動きを制御して、損傷した靱帯を保護する。

▼ 底背屈による可動域訓練

底屈　　　　背屈

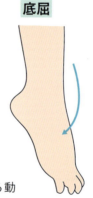 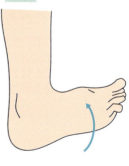

### ❷ 手術療法

保存治療を行っても症状が改善せずに痛みや不安定感が残存した場合は、手術療法が検討されます。

手術は、スーチャーアンカー（縫合糸のついた骨内埋め込み型のインプラント）などを用いて損傷してゆるんだ靱帯を外果に縫着する **足関節外側靱帯修復術** や、他の場所から採取した腱を移植して靱帯を作り直す **足関節外側靱帯再建術** などの方法があります。

最近では、術後の早期復帰をめざし、関節鏡を用いて低侵襲で行う方法が増えています。

## >> 足関節外側靱帯修復術

| 目的 | ・損傷した靱帯を修復して、靱帯機能を回復させる |
|---|---|
| 適応 | ・残存している損傷靱帯の質がよい症例 |
| 術式<br>（関節鏡視画像）<br><br>**術中体位**<br>仰臥位（患肢は牽引器で牽引）<br>**麻酔方法**<br>下肢伝達麻酔、全身麻酔、腰椎麻酔<br>（施設や症例に応じて選択） | ・外果の前距腓靱帯（ATFL）付着部にスーチャーアンカーを打ち、損傷した靱帯に縫合糸をかけて引き上げるように縫着する。直視下または関節鏡下に行う方法がある<br><br>**鏡視下足関節外側靱帯修復術の関節鏡視画像**<br><br>前距腓靱帯（ATFL）は本来の付着部（＊）からはがれるようにして損傷している |
| メリット | ・直視下：比較的手技が簡便である<br>・鏡視下：小さな皮膚切開で行えるため、低侵襲である |
| デメリット | ・残存靱帯の質が悪いと、術後にゆるみが生じる可能性がある |
| 術後管理 | ・修復した靱帯を保護するために、外固定やサポーターを装着する<br>・患肢の挙上・アイシングを行う<br>・神経障害を確認する |
| 特に注意すべき術後合併症 | ・神経障害（特に浅腓骨神経） |

## ≫ 足関節外側靱帯再建術

| 目的 | ・他の部位から採取した腱を用いて、損傷した靱帯を再建する |
|---|---|
| 適応 | ・損傷靱帯の質が悪く、修復が困難な症例 |
| 術式<br><br>**術中体位**<br>仰臥位<br>**麻酔方法**<br>下肢伝達麻酔、全身麻酔、腰椎麻酔 | ・腓骨、距骨と踵骨に骨孔を作製して、採取した移植腱を通して靱帯を再建する<br>・修復術と同様に、直視下または鏡視下で行う方法がある<br><br>（移植腱／骨孔の図） |
| メリット | ・靱帯の解剖学的な再建が可能 |
| デメリット | ・靱帯修復と比べて、他の部位から靱帯を採取したり、骨孔を作製したりするなど侵襲が大きい |
| 術後管理 | ・再建した靱帯を保護するために、外固定やサポーターを装着する<br>・患肢の挙上、アイシングを行う<br>・神経障害を確認する |
| 特に注意すべき術後合併症 | ・神経障害（特に浅腓骨神経） |

　修復術、再建術いずれの方法においても、ATFL の近くを走行する浅腓骨神経を損傷したり、縫合糸で巻き込んだりするリスクがあります。術後に**足背部の異常な痛みやしびれ、感覚障害などを確認**することが大切です。

---

文献

1) Kannus P et al. Treatment for acute tears of the lateral ligaments of ankle : operation, cast, or early controlled mobilization. *J Bone Joint Surg* 1991 ; 73-A : 305-312.
2) Vuurberg G et al. Diagnosis, treatment and prevention of ankle sprains ; update of an evidence-based clinical guideline. *Br J Sports Med* 2018 ; 52 : 956. 2018

下肢 足・足関節の外傷

# アキレス腱断裂

## 1 病態

　踵骨と下腿三頭筋（腓腹筋とヒラメ筋）をつなぐ、人体のなかで最も太い腱である、アキレス腱に起こる断裂です。

　受傷は足関節背屈位での非接触によるものが多く、アキレス腱への強い伸張ストレス（引き伸ばされる力）と下腿三頭筋の急激な収縮が同時に起こったときに発生します。

　ステロイドを長期間使用している人や、以前よりアキレス腱に負荷がかかり腱が変性している場合にも受傷しやすいです。

▼ アキレス腱断裂の原因

| スポーツ活動 | 多くは、若年者のスポーツ活動中に受傷 |
| --- | --- |
| 転倒 | 高齢者では、日常生活のなかで転倒などで受傷 |

▼ アキレス腱断裂の病態

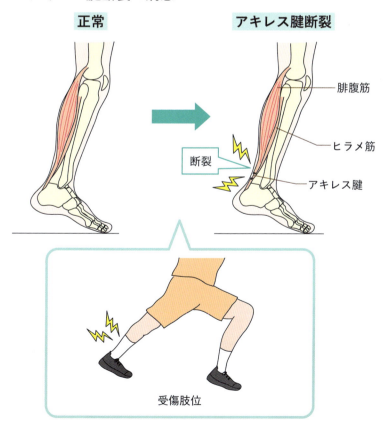

## 2 症状

受傷時の衝撃を「後ろから誰かに蹴られた」「後ろから物をぶつけられた」ように感じることが多いといわれています。受傷直後は痛みなどのために歩行できないことが多いですが、時間が経つと、患肢でのつま先立ちはできないものの歩行は可能になることが多いです。

## 3 検査

身体所見から診断は比較的容易です。断裂部に皮膚陥凹を認め、Thompson（トンプソン）テスト陽性を確認することで診断できます。

超音波やMRIによる画像検査も診断に有用です。特に治療方針の決定には、超音波検査で断裂形態を精査することがゴールドスタンダードとなっています。

断裂部踵骨付着部の裂離骨折や足関節骨折などの見逃しを回避するために、単純X線写真も撮影することが望ましいです。

▼ 断裂部の皮膚陥凹

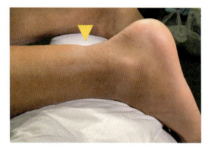

断裂部は皮膚陥凹（▶）として、体表から確認できる。

▼ Thompson（トンプソン）テスト

方法 腓腹部を握って、足関節の底屈運動の有無を確認する。

患側

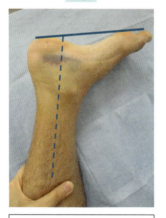

腓腹部を把握しても足関節の底屈が起こらない
➡ 陽性

健側

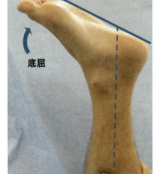

腓腹部を把握すると足関節が底屈する
➡ 陰性

▼ アキレス腱断裂の超音波画像

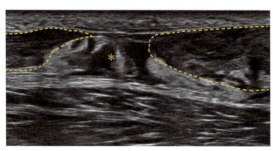

点線で囲われたアキレス腱断端と断裂部（＊）。

# 4 治療

## ❶ 保存療法

　足関節底屈位でギプス固定を行った後、アキレス腱装具を装着して足関節の底屈角度を段階的に調節しながら理学療法を行う方法が一般的です。明確な適応はありませんが、筆者は**超音波検査で足関節を底屈させたときに、断裂部のアキレス腱の断端が十分に接触すること**を確認できた場合によい適応と考えています。

　以前は、ギプス固定や荷重制限を設ける期間を長期に設定することが多く、腱がゆるんだ状態で治癒してしまうことや、筋力低下・再断裂率が手術療法に比べて大きいことが問題となっていました。しかし、最近では**早期から適切な荷重をかけて積極的に理学療法を行う**ことで、治療成績が向上し、再断裂率も手術療法と同程度といわれています。後述する手術による合併症がないことも利点のひとつです。

▼ アキレス腱装具（一例）

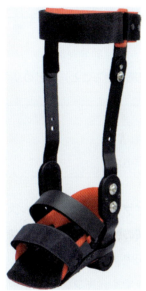
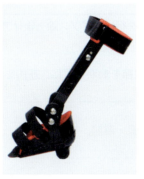

・内山式アキレス腱装具。
・足関節を底屈位で固定し、アキレス腱の伸張を制御することで負担を軽減する。リハビリテーションのスケジュールに応じて、角度調整が可能。

（画像提供：株式会社武内義肢製作所）

## ❷ 手術療法

　アキレス腱縫合術を行います。断裂部を直視下で確認して、断端同士を非吸収性の縫合糸で縫い寄せて修復します。

　最近では、より低侵襲な方法として、皮膚を小さく切開して、経皮的に専用の器械を挿入して縫合する方法も行われています。

## アキレス腱縫合術

| | |
|---|---|
| 目的 | ・断裂したアキレス腱を縫合して、機能を回復させる |
| 適応 | ・明確な適応はないが、断裂部が足関節底屈で十分に寄らない（接触しない）症例<br>・スポーツ選手や活動性の高い患者には手術療法が勧められることが多い |
| 術式<br><br>**術中体位**<br>腹臥位<br>**麻酔方法**<br>下肢伝達麻酔、腰椎麻酔、全身麻酔 | ・アキレス腱の直上の皮膚を切開して、断端同士を非吸収性の糸で縫合する<br>縫合前（断裂部）　　縫合後 |
| メリット | ・保存療法と比べて、断裂部を強固に固定できる<br>・術後の外固定の期間が短く、早期にリハビリテーションを開始できる |
| デメリット | ・手術による合併症を生じる |
| 術後管理 | ・術直後は短下肢ギプス固定を行い、ギプス除去後はアキレス腱装具に変更し、理学療法を行うのが一般的<br>・ギプス障害の観察を行う<br>・ギプス内で等尺性運動（関節を動かさずに、筋肉を収縮させること）などのリハビリテーションを行う |
| 特に注意すべき術後合併症 | ・再断裂<br>・創部のトラブル（創癒合不良・離開、感染など）<br>・ギプス障害<br>・深部静脈血栓症、肺塞栓症 |

　施設によって異なりますが、術直後は短下肢ギプス固定を行い、ギプス除去後はアキレス腱装具に変更して理学療法を行っていくのが一般的です。**足趾の色調の観察、痛みや感覚障害の有無などを確認して、ギプス障害の早期発見に努める**ことが大切です。

　深部静脈血栓症の合併も、ギプス固定による重篤な合併症のひとつです。ギプスでの下腿筋などの等尺性運動を促すことで予防につながり、筋力低下も少なくすることで、ギプス除去後のリハビリテーションをスムーズに進める助けとなります。

　縫合の強度が不十分だったり、転倒などのアクシデント、安静度やリハビリテーションのスケジュールを守れないときなどに、再断裂を生じる可能性があります。特に**移動時などに注意が必要**です。

　アキレス腱や周囲の組織は血流が豊富とはいえないため、術後に創部トラブルが問題となることがあります。創治癒が遅れて感染を合併すると、アキレス腱が修復される前に縫合糸を抜去しなくてはならない場合もあります。また、潰瘍形成や皮膚壊死などに対して、皮膚移植や皮弁手術が必要になるケースもあるため、病棟では**感染徴候や創部の状態を確認する**ことが大切です。

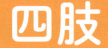

# 四肢 腫瘍

整形外科領域の腫瘍には「骨腫瘍」と「軟部腫瘍」があり、それぞれに悪性腫瘍（「肉腫」と呼ばれる）と良性腫瘍があります。

特に悪性骨腫瘍に関しては、骨に発生する「原発性骨腫瘍」と、その他の臓器に発生したがんが骨に転移する「転移性骨腫瘍」に分類されます。

ここまでみてきたように、整形外科では主に運動器と呼ばれる臓器に生じた外傷や、病気の治療を行います。一方で、比較的まれな疾患として腫瘍があります。疾患の希少さゆえに知名度は低いかもしれませんが、患者のADLに大きく影響し、特に悪性腫瘍の場合は患者の生命に関わります。

整形外科領域の悪性腫瘍は、特定の専門医療機関で治療されることが多いです。しかし、近年はがん患者数の増加に伴い、特に転移性骨腫瘍の頻度が増えているので、最低限の知識をおさえましょう。

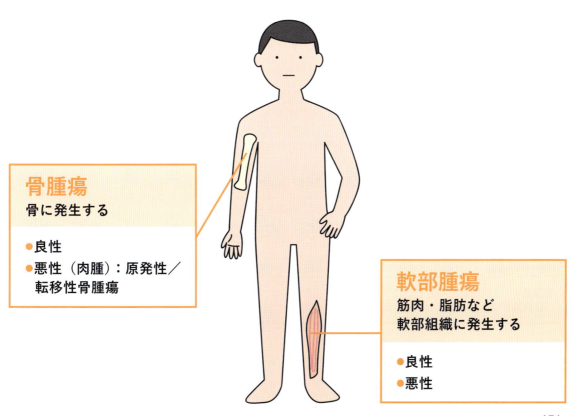

**骨腫瘍**
骨に発生する
- 良性
- 悪性（肉腫）：原発性／転移性骨腫瘍

**軟部腫瘍**
筋肉・脂肪など軟部組織に発生する
- 良性
- 悪性

四肢　骨腫瘍

# 原発性悪性骨腫瘍

## 1 病態

　原発性骨腫瘍は、もともと骨から発生した腫瘍（**骨腫瘍**）のことで、「良性」「中間悪性」「悪性」のものがあります。その分類は腫瘍の組織起源からなされます。

　原発性悪性骨腫瘍の発症頻度は人口 10 万人あたり 0.8 人程度といわれており、日本国内では年間 800 人程度の発症で、希少がんの 1 つです。

　悪性細胞は、発生した組織だけではなく遠隔にある臓器でも、無軌道に増殖し破壊します。また転移によって複数の重要組織を破壊することで、生体を死に至らしめます。

### ▼ 悪性腫瘍の特徴

| | |
|---|---|
| 分裂能 | 細胞内で増殖シグナルを活性化して無軌道に分裂・増殖する |
| 移動能 | 組織内のあるべき場所にとどまらず移動する |
| 浸潤能 | 組織の境界を破壊して広がる |
| 転移能 | 浸潤によって血管内に入り遠隔に移動し増殖する |
| 増殖能 | 分裂回数に制限がなく無限に増殖する |

### ▼ 原発性悪性骨腫瘍の代表的疾患

| | |
|---|---|
| 骨肉腫 | ・原発性悪性骨腫瘍のなかで最も多い腫瘍。悪性の腫瘍細胞が骨基質をつくる<br>・X線写真では、骨皮質の破壊や骨膜反応（spicula（スピキュラ）形成、codman（コッドマン）三角など）がみられる<br>・好発部位は膝関節周囲（大腿骨遠位部、脛骨近位部）や上腕骨近位部で、**10代**に好発する |
| ユーイング肉腫 | ・主に小児や若年成人に多く発症する<br>・病理学的に小円形細胞からなる肉腫で、骨発生が多い<br>・好発部位は骨盤・四肢長管骨である |
| 軟骨肉腫 | ・腫瘍性の軟骨形成を伴う悪性骨腫瘍で、中高年に多く発生する<br>・好発部位は体幹骨（脊椎・骨盤・肋骨）や四肢長管骨である |
| 脊索腫 | ・体胎生期にみられる脊索という組織から発生する<br>・頭蓋底と仙骨に多く発生する |

> **KEY WORD**
>
> **骨腫瘍** ▶「放射線診断学あるいは病理組織診断学事実に基づいた骨組織に発生する腫瘍あるいは腫瘍類似性の状態」と定義されています。

### ▼ 骨腫瘍の解剖

骨・軟部腫瘍は、腫瘍の発生部位や、患者の年齢によって、特徴がある。例えば、10代の骨幹端部にできる悪性腫瘍は、骨肉腫が考えられる。

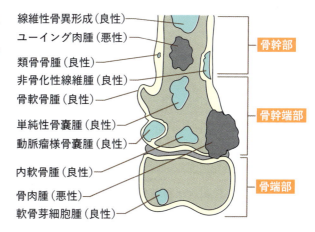

## 2 症状

臨床症状は患部の局所の腫脹と間欠的な痛みで始まります。症状は腫瘍がかなり大きくなってから出現することが多いため、病的骨折（腫瘍などの疾患が原因で起こる骨折）を起こして救急で来院される場合も見られます。

また、このような悪性骨腫瘍は10代の小児に発生するため、成長痛と間違えられることが多く、注意が必要です。脊椎に発生した場合は、発生部位によっては下肢麻痺や膀胱直腸障害 → p.26 が出現することもあります。

## 3 検査

### 1 検査の進め方

①問診→②診察→③各種画像所見（単純X線写真、MRI、超音波など）→④必要に応じて血液検査・尿検査の順番で検査を進めます。最終的には、生検による病理組織検査で診断が確定します。

### ▼ おもな検査の特徴

- 単純X線写真：骨融解像の出現がみられる。骨膜反応として、層状のonion peel appearanceやspicula形成、codman三角などがみられる。
- CTやMRI：病変の進展の具合を調べるのに有用。
- 骨シンチグラフィーやFDG-PET（18F-fluorodeoxyglucose-positron emission tomography）→ p.174：病変の広がりや転移性病変の検索に使用。
- 血液検査：骨肉腫ではアルカリホスファターゼ（alkaline phosphatase：ALP）の上昇、ユーイング肉腫では乳酸脱水素酵素（lactic acid dehydrogenase：LDH）の上昇がみられる場合がある。

## ▼ 診断の進め方

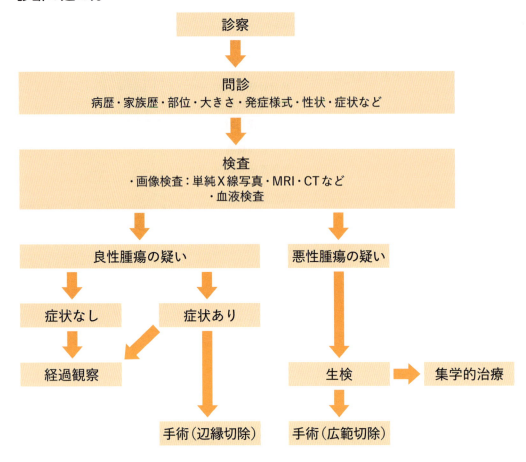

> **KEY WORD**
>
> **骨シンチグラフィー** ▶ 骨造成を反映する検査であり、がん細胞が骨へ転移しているかどうかを検出するのに利用されます。全身の骨の病変の広がりを確認するのに有効な検査です。

> **KEY WORD**
>
> **FDG-PET** ▶ ブドウ糖の類似物質に放射性同位元素 (F-18) をつけた $^{18}$F-FDG を用いて、体内のグルコース代謝異常を検出します。全身のがんの存在や広がり、転移や再発などの診断に役立つ検査です。

## ❷ 画像所見

単純X線写真やMRI、CT、超音波などによる画像検査を行います。

## ❸ 病理像

骨肉腫の病理像は、腫瘍細胞間に好酸性無構造な類骨がみられることが特徴で、腫瘍細胞は異型が強く多形性を示します。

ユーイング肉腫の病理像は、細い線維血管性間質に区画された小類円形の腫瘍細胞が密に、びまん性に増殖しています。分子生物学的に、*EWS-FLI1* などの融合遺伝子の存在が診断に有用とされています。

### ▼ 脛骨近位の骨肉腫の単純X線写真

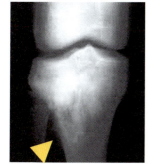
正面像

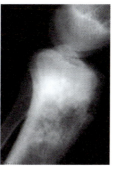
側面像

骨膜反応（Spicula形成）を認める（▶）。

### ▼ 骨肉腫の病理像

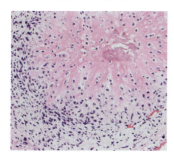

核クロマチンの増量した、異型細胞が増殖している。それらから移行するようにして、レース状の類骨形成がみられる。

# 4 治療

悪性骨腫瘍の治療は、悪性腫瘍細胞が周囲に浸潤している可能性を考え、十分に腫瘍周囲の正常組織をつけて切除する**広範切除**が必要です。しかし一部の骨肉腫やユーイング肉腫においては、手術と抗がん薬による**がん薬物療法**を組み合わせて行います。

## ❶ がん薬物療法

### 骨肉腫

骨肉腫では1970年代以降にメトトレキサート大量療法（high-dose methotrexate：HD-MTX）、アドリアマイシン（ADR）、シスプラチン（CDDP）を組み合わせたがん薬物療法が導入され、骨肉腫の5年生存率は改善しました。現在では、手術前（術前化学療法）と手術後（術後化学療法）にがん薬物療法が行われます。

### ユーイング肉腫

ユーイング肉腫でも骨肉腫と同様に、手術とがん薬物療法を組み合わせた集学的治療が行われます。VDC療法とIE療法を術前化学療法として行います。その後に、外科的手術または放射線治療などの局所療法を行い、術後化学療法でも**VDC-IE療法**を行います。

#### ▼ VDC-IE療法

- VDC療法：ビンクリスチン硫酸塩（VCR）、ドキソルビシン・アドリアマイシン（DXR/ADR）、シクロホスファミド水和物（CPA）で構成される
- IE療法：イホスファミド（IFO/IFM）、エトポシド（VP-16）で構成される

**主な副作用**
- 骨髄抑制、嘔気、脱毛など
- アドリアマイシンでは心毒性、シクロホスファミドやイホスファミドでは出血性膀胱炎に注意

局所療法は、切除可能症例は外科手術、腫瘍のサイズや部位、機能を著しく損なう場合など手術が不可能な症例は放射線治療を行います。また、転移例に対する治療成績は骨肉腫と同様に不良で、いまだに有効な治療法は確立されていません。

## ❷ 手術療法

### ≫ 広範切除術

悪性骨腫瘍に対しては、腫瘍組織の周囲の組織を含めて広範囲に切除する広範切除が必要となります。そのため、腫瘍の広範切除後は、骨だけでなく、筋肉などの周囲の軟部組織も切除されています。なるべく患者の患肢を温存するためには、これらの組織を再建する手術を行う必要があります。

## >> 四肢切断術

腫瘍の広範切除を行った後に、十分な機能が残らない場合や、血管神経束の温存が不可能な場合には、四肢切断術が必要となります。四肢切断術では、腫瘍から十分な距離をとった部位での切断を行います。

手術後は創部の状態をみて、約1か月程度をめやすに義肢を作成し、リハビリテーションを行います。切断後は創部の状態が安定するまでは、すぐに義肢を作成することはできないので、転倒に注意した安静度の設定や、リハビリテーションの指導、看護体制の構築が必要です。

四肢切断術後の合併症として、失ったはずの手足（幻肢）が存在するように感じられ、その幻肢に痛み（幻肢痛）を生じることがあります。神経障害性疼痛の一種であり、鎮静薬の使用が必要となることが多く、注意が必要です。

## >> 骨肉腫の患肢温存手術

骨肉腫と診断されれば切断術が行われていた時代もありましたが、現在ではなるべく**自身の四肢を温存する患肢温存手術**が行われます。患肢温存手術用の人工関節や、液体窒素処理骨などの自家処理骨の技術も発展し、患肢温存が可能となってきました。

しかし、一方で、初診時より肺などへの遠隔転移を認める症例の予後は依然として不良であり、治療法の開発が望まれています。

### 骨の欠損

主に腫瘍疾患で用いることの多い**患肢温存型の人工関節**を用います。患肢温存型の人工関節は、一般的な人工関節と比較すると金属の部分が大きく、また周囲の軟部組織の欠損の影響もあり、感染や人工関節のゆるみ、脱臼などの合併症のリスクが高くなる傾向があります。また、機能的にも一般的な人工関節には劣ります。

▼ **人工関節の単純X線写真**

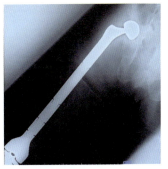

大腿骨の骨肉腫に対して、人工関節置換術（大腿骨全置換術）を行った症例。

## 自家処理骨

人工関節以外の再建方法としては、**自家処理骨**という方法もあります。これは腫瘍を含む骨組織を切除した後、液体窒素処理やオートクレーブ処理（高圧蒸気滅菌）などを行い、腫瘍細胞を死滅させ、処理後の骨を戻して再建を行う方法です。

自分の骨で再建できることが最大の利点ですが、手術後に長期間にわたって荷重制限などの安静度制限が必要となることや、また腫瘍の発生部位によっては適応とならない可能性も考えられます。

▼ **液体窒素処理骨**

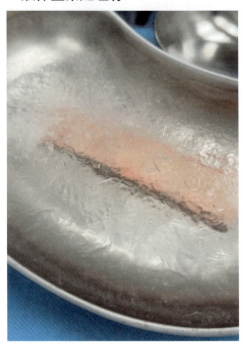

腫瘍細胞を含む骨を、液体窒素に浸漬しているところ

四肢 骨腫瘍

# 転移性骨腫瘍

## 1 病態

　転移性骨腫瘍は、他部位に発生したがんが骨に転移した病変で、原発性骨腫瘍よりも圧倒的に頻度が高い疾患です。

　骨転移を起こすがんとして頻度が多いのは、**肺がん、乳がん、前立腺がん、腎がん**です。骨転移は全身の骨に生じる可能性があります。転移性骨腫瘍の診療においては、四肢骨転移では病的骨折を予防すること、脊椎転移では脊髄麻痺を予防することが特に重要です。

　近年の日本では、2人に1人が生涯でがんに罹患するといわれています。また、がん診断技術や治療方法の発達により、がんに罹患しながらも、長期間の生存が可能になりつつあります。長期間がんと闘病する患者の増加に伴い、転移性骨腫瘍の患者も増加傾向です。臨床上問題となる骨転移患者の年間発症数は、約10万人ともいわれています。

▼ 転移性骨腫瘍の原因

| がん細胞の転移 | 全身のがん細胞が、血液やリンパ管を通じて骨に転移する |
|---|---|

▼ 骨転移の好発部位

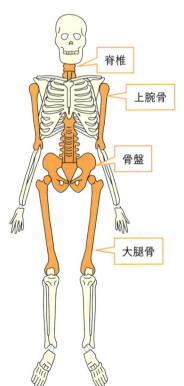

▼ 乳がんの脊椎転移の病的骨折

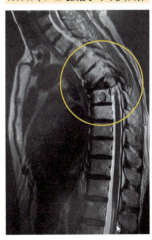

MRI（T2強調・矢状断）

乳がんの胸椎転移で病的骨折・切迫麻痺を起こしている。

179

## 2 症状

転移性骨腫瘍は転移を起こしている部位と、転移の程度により、臨床症状が出現します。

症状は患部の局所の腫脹と間欠的疼痛で始まります。症状は腫瘍がかなり大きくなってから出現することが多いため、病的骨折を起こして救急で来院されるケースもあります。特に、**四肢長管骨の近位や脊椎・骨盤などの荷重部に痛みが生じた場合には、病的骨折について注意が必要**です。

また、脊椎に発生した場合は発生部位によっては下肢麻痺や膀胱直腸障害 → p.26 が出現することもあります。さらに転移性骨腫瘍が多発することにより高カルシウム血症を生じることもあります。

## 3 検査

骨転移の診断には、主に**単純X線写真、CT、骨シンチグラフィーやMRI、FDG-PET**などの画像診断が用いられます。

また、原発性骨腫瘍や腫瘍類似疾患との鑑別が困難な場合には、生検による病理学的診断が行われます。生検を行う場合は、画像検査で、最も生検が行いやすく、安全な部位から採取します。

## 4 治療

転移性骨腫瘍の治療は、症状をどのように緩和して、患者の日常生活動作（ADL）を保つかが重要です。

治療には、手術療法、薬物療法、放射線治療、リハビリテーションなどがあり、骨転移の部位や原発巣の種類、患者の全身状態や予後を考慮して、治療方針を決定します。

## ❶ がん薬物療法

　がん薬物療法としては、転移性骨腫瘍そのものに対する薬物治療と、転移性骨腫瘍により引き起こされる症状に対する薬物治療（対症療法）があります。

　転移性骨腫瘍そのものに対しては、骨修飾薬が使用されます。

▼転移性骨腫瘍で使用される骨修飾薬

| 治療薬 | 目的 | 副作用 |
| --- | --- | --- |
| デノスマブ（ランマーク®） | 骨破壊の進行を抑制する | 顎骨壊死や低カルシウム血症など（歯科チェックや血液検査が必要） |
| ゾレドロン酸水和物（ゾメタ®） | | |

　また、対症療法は、主に痛みに対する治療が行われます。薬物療法による副作用対策も、患者のADL維持のためには重要です。

▼対症療法で使用される治療薬

| 治療薬 | 目的 | 副作用 |
| --- | --- | --- |
| アセトアミノフェン | 除痛 | 嘔気や便秘など |
| NSAIDs | | |
| オピオイド製剤 | | |
| 神経障害性疼痛治療薬 | | |

（オピオイド製剤・神経障害性疼痛治療薬は上記2つで効果がない場合に使用）

## ❷ 放射線治療

　転移性骨腫瘍に対する放射線治療の主な目的は**除痛**です。脊椎転移などの場合に、進行予防を目的として放射線治療が行われることもありますが、主には転移性骨腫瘍による痛みに対する鎮痛効果を目的として照射を行います。

## ❸ 手術療法

　手術療法としては、特に四肢の病的骨折・切迫骨折に対する骨接合術や人工関節置換術、脊椎転移に対する麻痺の予防・改善のための後方除圧術や脊椎固定術などが行われます。

　ただし、全身麻酔や手術による侵襲などで、患者の身体に負担がかかるため、安全に治療を行える全身状態であることが求められます。適切な患者に適切な手術を行うことで、ADLの改善・向上を目指します。

## ❹ リハビリテーション治療

転移性骨腫瘍の患者に対するリハビリテーション治療も、近年重要視されるようになりました。

がん患者では、がんの進行もしくはその治療の過程で、**認知障害や嚥下障害、発声障害、運動麻痺、筋力低下、拘縮、しびれや痛み、病的骨折、浮腫**などのさまざまな障害が生じます。がんリハビリテーションでは、骨転移にのみならず、これらの問題に対する二次的障害を予防し、機能や生活能力の維持・改善を図ります。特に骨転移の患者では、骨転移部位に過度な負荷がかからないような動作指導や、適切な補助具の使用などを指導します。

リハビリテーションの内容は、がんの病期によって、**①予防的②回復的③維持的④緩和的**の4段階に分けられます。担当の患者のリハビリテーションがどの段階にあるかを把握したうえで治療を行う必要があります。

また、医師だけでなく、看護師や理学療法士、社会福祉士など多職種で連携し、今後の患者のがん治療を安全に進めていくためのサポートも重要です。

看護師の役割としては、**患者の痛みや不安の軽減、治療による副作用の管理、日常生活のサポートなどを行います。**定期的な身体的評価と精神的支援を通じて、患者のADLを向上させる看護を提供することが求められます。

### ▼ 骨転移に対する多職種的アプローチ

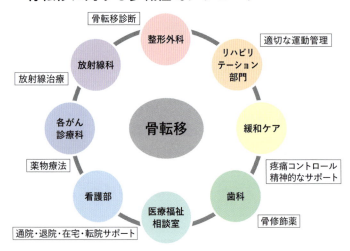

> ●**痛みや神経症状に注意**
> 転移性骨腫瘍は病変が多発することが多く、新たに生じた痛みやしびれなどを精査することで、新規の骨転移がみつかることがあります。入院中に「下肢の荷重時痛」や「上下肢のしびれ」など新しい症状が生じたら、新規病変を疑い、担当医に報告します。

> ●**精神的支援**
> 転移性骨腫瘍と告知された患者は、転移という事実に強い不安を抱きます。また、骨折や麻痺をきたした患者は、日常生活の介助が必要になり、不安感や喪失感が芽生えます。それらの状況下にある患者に寄り添い、つらさを表出できる場所を提供し、早期から緩和ケアチームと共に苦痛への対処をすることが重要です。

# 四肢 軟部腫瘍

# 悪性軟部腫瘍

## 1 病態

　筋肉、脂肪、神経、血管などの身体を支える組織を軟部組織といいます。これらの非上皮組織に生じる腫瘍を軟部腫瘍といいます。

　軟部腫瘍も骨腫瘍と同様に、原発性軟部腫瘍は「良性」「中間悪性」「悪性」に分かれ、悪性のものを**軟部肉腫**といいます。良性軟部腫瘍や悪性軟部腫瘍の組織型（種類）は非常に多いです。また、軟部組織にも他の悪性腫瘍が転移することがあり、転移性軟部腫瘍といいます。

### ▼ 比較的頻度の高い軟部腫瘍

| 良性 | 脂肪腫、血管腫、神経鞘腫 |
| --- | --- |
| 悪性（軟部肉腫） | 脂肪肉腫、粘液線維肉腫、平滑筋肉腫、滑膜肉腫 |

　発生頻度は、良性軟部腫瘍は10万人あたり300人程度、**悪性軟部腫瘍は10万人あたり3人程度**に発症します。悪性の軟部肉腫は日本国内において年間2,000人程度であり、原発性悪性骨腫瘍と同じく、希少がんの1つです。

　医療施設を受診した軟部腫瘍の良性と悪性の比率は、100：1という報告があり、受診していない良性腫瘍がさらに多数存在している可能性も考えられます。

### ▼ 悪性軟部腫瘍の症例

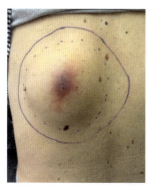

背部悪性軟部腫瘍
（粘液線維肉腫）

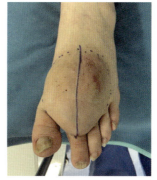

左足軟部腫瘍
（デスモイド腫瘍）

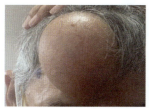

前額部悪性軟部腫瘍（脂肪肉腫）

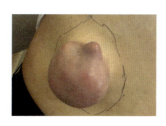

腹壁悪性軟部腫瘍
（低悪性粘液線維肉腫）

## 2 症状

　軟部腫瘍は、ほとんどの症例で「しこり」ができる以外は無症状です。しかし、一部の軟部腫瘍では「痛み」や「しびれ（神経痛）」などの症状が出ることがあります。

　良性軟部腫瘍では、血管腫や神経鞘腫、悪性軟部腫瘍（軟部肉腫）では滑膜肉腫、悪性末梢神経鞘腫瘍などで症状が出ることがあります。また、腫瘍の増大に伴い神経や血管を圧迫する場合や、骨などの周囲の組織に浸潤すると、痛みを生じるため注意が必要です。

　腫瘍の増大速度は、良性軟部腫瘍と悪性軟部腫瘍で異なります。良性軟部腫瘍は**年の単位で少し増大する**のに対し、悪性軟部腫瘍は**数週から月の単位で大きくなり**、この増大スピードは良悪性の判断に重要です。従って、**最近できた腫瘍で大きさが5 cmを超える**場合は、悪性軟部腫瘍を疑う必要があります。

## 3 検査

　診断の進め方は、**①問診→②診察→③各種画像所見**（単純X線写真、MRI、超音波など）**→④必要に応じて血液検査・尿検査**の順番です。良悪性の鑑別および生検（針生検、切開生検、切除生検）の要否を判断します。

　腫瘍の大きさや増大スピード、痛みについては前述したとおりですが、その他にも表面の性状が不整な腫瘍や、触診した時の可動性が不良な腫瘍も悪性を示唆する診察所見です。

　少しでも悪性の可能性があるなど、判断に迷う場合は、骨・軟部腫瘍専門医のいる施設に相談し、診断および治療方針を仰ぐことが重要です。

　単純X線検査では、腫瘍を鮮明に描出することはできませんが、大まかな大きさや位置を把握し、また石灰化の有無や透過性を評価します。

　さらにMRIを行い、腫瘍に特徴的な信号強度により診断を進めます。MRIは**軟部腫瘍の画像検査では最も有用**な検査です。

▼ 軟部腫瘍のMRI所見と診断

| MRI所見 | 診断 |
| --- | --- |
| T1強調像：高信号<br>T2強調像：高信号 | 脂肪性腫瘍 |
| T1強調像：低信号<br>T2強調像：高信号 | 軟骨性や粘液性の腫瘍、水分含有の多い腫瘍 |
| T1強調像：低信号<br>T2強調像：低信号 | 線維性の腫瘍、水分含有の少ない腫瘍 |

▼ 大腿悪性軟部腫瘍のMRI（粘液型脂肪肉腫）

T2強調

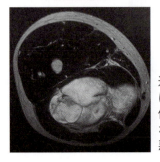

辺縁が不正で、内部は高信号（白）と低信号（黒）が不均一な信号変化をきたす悪性腫瘍。

## 4 治療

　良性軟部腫瘍は生命予後に直結することが少ないので、治療方針の決定は症状・発生部位・ADL障害の程度・患者の希望を考慮して決定する必要があります。

　一方で悪性軟部腫瘍では、がん薬物療法、放射線治療、手術療法による治療が行われます。各療法を組み合わせて、患者の病態に最適な治療を提供することが重要です。

### ❶ がん薬物療法

　がん薬物療法は、腫瘍の縮小や遠隔転移の予防を目的として手術の前後に行われる**補助化学療法**と、すでに遠隔転移を認めるような進行例に対して予後延長を目的として行われる**緩和的化学療法**があります。

▼ がん薬物療法で使用する薬剤

| 細胞傷害性抗がん薬 | ドキソルビシン塩酸塩（ADR：アドリアシン®） |
|---|---|
| | イホスファミド（IFO/IFM：イホマイド®） |
| 分子標的薬 | パゾパニブ塩酸塩（ヴォトリエント®） |
| | エリブリンメシル塩酸（ハラヴェン®） |
| | トラベクテジン（ヨンデリス®） |

分子標的薬：2010年以降、悪性軟部腫瘍の適応となり、利用可能となっている

### ❷ 放射線治療

　放射線治療は腫瘍広範切除の前に腫瘍縮小を目的とした**術前照射**、手術後の再発を目的とした術後照射、腫瘍からの出血や疼痛緩和を目的とした**緩和的照射**があります。

## ❸ 手術療法

手術療法は、悪性骨腫瘍と同じように腫瘍周囲の正常な組織をつけた**広範切除術** →p.176 が行われます。血管や神経などの欠損が深刻な場合は、**四肢切断術** →p.177 が選択されることもあります。

軟部腫瘍の切除後は、広範囲の軟部組織の欠損を生じるため、一期的な閉創が困難な場合があります。その場合は、軟部組織の再建として形成外科と合同で、**皮弁形成術**の手術を行うことがあります。広背筋皮弁や腹直筋皮弁、前外側大腿皮弁や植皮術などが代表的です。

手術後は皮弁を行った部位に血流障害が起こらないか慎重な経過観察が必要で、**患部の色調の観察や、患部の安静、除圧**などに注意して経過をみる必要があります。

### ▼ 皮弁形成術
・軟部腫瘍を広範囲に切除後、前外側大腿皮弁を行った。

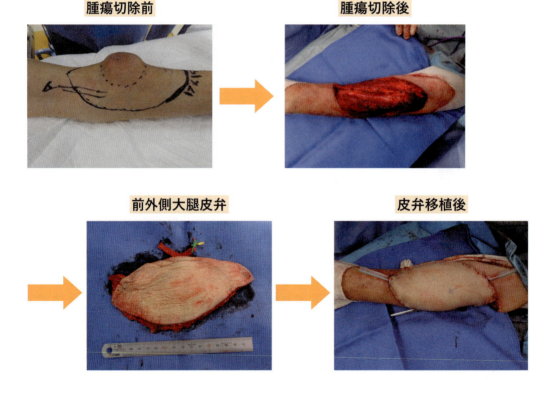

# 索引

## 和文

### あ

アイシング 161
アウターヘッド 104
アキレス腱 167
アキレス腱装具 169
アキレス腱断裂 167
アキレス腱縫合術 170
悪性腫瘍 171
悪性軟部腫瘍 183
足関節 4, 154
亜脱臼 136
アプリーテスト 121
アミロイド沈着 62
アライメント 114
アルカリホスファターゼ（ALP） 173
アンカー 41, 50
鞍関節 66
安静時痛 44

### い

移植腱 166
一時的創外固定術 158
インサート脱転 119
インソール 140, 151
インナーヘッド 104
インピンジ 143
インピンジメント 38
インプラント 14, 42
インプラント周囲感染 93

### う

烏口突起 52
烏口突起移行術 52
運動神経 8
運動麻痺 118

### え

腋窩神経 54
腋窩神経麻痺 48, 53
腋窩動脈 54
液体窒素処理骨 178
エコノミークラス症候群 33
エジプト型 136
遠位部 3
円板状半月板 120

### お

横手根靱帯 62
温熱療法 12

### か

ガーデン分類 102
ガートランド分類 84
外果 135, 154
回外位 162
回旋変形 86
外側楔状閉鎖型高位脛骨切り術（LCWHTO） 118
外側支柱延長術 151
外側上顆 61, 71, 113
外側側副靱帯（LCL） 113, 129
外側側副靱帯損傷 129
介達外力 131
外転装具 59
外反ストレステスト 130
外反母趾角（HV角） 139
解剖的嗅ぎタバコ入れ 80
鉤爪変形 138
下肢伸展挙上テスト（SLRテスト） 26
荷重時痛 182
荷重制限 103
下垂足 8, 103
肩 37
下腿三頭筋 167
肩関節 4, 37
肩関節脱臼 47
顎骨壊死 181
カットアウト 103, 107
カップ 104
滑膜 6
滑膜炎 62
滑膜性関節包 100
滑膜肉腫 183
関節外靱帯 113
感覚異常 118
感覚障害 15
感覚神経 25
感覚テスト 16
ガングリオン 62
間欠性跛行 30
観血的骨接合術 133
観血的整復固定術 78, 82, 160
寛骨 89
寛骨臼 89
寛骨臼蓋 93
寛骨臼回転骨切り術 92
寛骨臼形成不全 90
患肢温存手術 177
患肢の挙上 161
関節 1, 4
関節液 6
関節炎 143
関節温存手術 92
関節窩 44
関節可動域（ROM）訓練 123
関節鏡下腱板修復術（ARCR） 41
関節鏡視下後十字靱帯再建術 128
関節鏡視下手術 74
関節鏡視下前十字靱帯再建術 126
関節鏡視下半月板縫合術 123
関節鏡手術 145
関節固定術 141, 146
関節唇 6, 47, 90
関節水腫 116
関節内水腫 121
関節内注射 40
関節軟骨の変性 43
関節包 6, 47, 90, 137
関節リウマチ 142, 148
関節裂隙 44
関節裂隙の距離（MCS） 156
感染症 142
感染徴候 159
がん薬物療法 176, 181
緩和的化学療法 185

### き

偽関節 34
偽関節手術 83
義肢 177
希少がん 172, 183
基節骨 61, 135, 137
輝度変化 15
ギプス 77
ギプスシーネ 132, 158
ギプス障害 77
脚長差 91
キャニュレイテッドキャンセラススクリュー 160
球関節 4
仰臥位 13
鏡視下手根管開放術 65
鏡視下バンカート修復術 50
胸神経 25
矯正骨切り術 141, 151
胸椎 9
共同腱 52
棘下筋 38
棘上筋 38
局所麻酔 65
棘突起 10, 15
距骨 135, 154
距骨インプラント 147
距骨下三関節固定術 152
距舟関節 149
距腿関節 154
距腿関節窩 154
ギリシャ型 136
キルシュナー鋼線 133
筋 1, 7
筋萎縮 11
近位部 3
筋壊死 7
禁忌肢位 4
筋弛緩薬 12
金属アレルギー 36
筋肉量 8
筋膜 7

187

筋力低下 …………………………… 11, 22

### く

屈筋腱 …………………………………… 62
屈趾症 ………………………………… 137
屈趾 …………………………………… 159
首下がり ………………………………… 18
グラインドテスト ……………………… 68
くるぶし ……………………………… 154
クロスオーバートゥ ………………… 137

### け

脛骨 ………………………… 113, 135, 154
脛骨天蓋 ……………………………… 154
脛骨天蓋骨折 ………………………… 154
頚神経 …………………………………… 25
頚椎 ……………………………………… 9
頚椎 OPLL ……………………………… 21
頚椎牽引 ………………………………… 12
頚椎後縦靱帯骨化症 ……………… 17, 21
頚椎後方除圧固定術 …………………… 23
頚椎後方椎間孔除圧術 ………… 12, 20
頚椎後弯 ………………………………… 18
頚椎症性神経根症 ………………… 13, 19
頚椎症性脊髄症 …………………… 13, 15
頚椎人工椎間板置換術（TDR）· 14
頚椎前方除圧固定術（ACDF）· 13
頚椎椎間板ヘルニア ……………… 10, 17
頚椎椎弓形成術 ………………………… 17
経皮的鋼線刺入固定術 ………………… 87
経皮的椎体形成術（BKP） ……… 35
頚部筋萎縮 ……………………………… 18
頚部痛 …………………………… 11, 22
ケージ …………………………………… 13
ケーブルワイヤー …………………… 110
血液検査 ……………………………… 173
血管腫 ………………………………… 183
血管損傷 ………………………………… 53
月状骨 …………………………………… 61
血友病 ………………………………… 142
牽引 …………………………………… 106
腱滑走運動 ……………………………… 64
肩関節装具 ……………………………… 56
肩甲下筋 ………………………………… 38
肩甲骨 …………………………………… 37
肩甲上腕関節 …………………………… 37
肩鎖関節 ………………………………… 37
幻肢痛 ………………………………… 177
原発性悪性骨腫瘍 …………………… 172
原発性骨腫瘍 ………………………… 171
腱板 ……………………………………… 38
腱板断裂 ………………………………… 38
腱板断裂性関節症 ……………………… 43
顕微鏡下頚椎前方椎間孔拡大術
　…………………………………… 12, 20
顕微鏡下脊柱管内ヘルニア摘出術
　（LOVE 法） …………………………… 27
腱付着症 ………………………………… 71
肩峰 ……………………………………… 37
肩峰下滑液包 …………………………… 38

### こ

高位脛骨骨切り術（HTO） …… 117
高エネルギー外傷 ……………… 53, 75
高カルシウム血症 …………………… 180
膠原病 …………………………………… 97
後十字靱帯（PCL） ………… 113, 127
後十字靱帯損傷 ……………………… 127
後縦靱帯 ………………………………… 21
鉤状突起 ………………………………… 61
巧緻運動障害 …………………………… 22
巧緻性機能障害 ………………………… 15
交通外傷 ……………………………… 127
広背筋 …………………………………… 37
広範切除術 …………………… 176, 186
後方アプローチ ………………………… 94
後方除圧術 …………………………… 181
後方椎体間固定術 ……………………… 36
後方引き出しテスト ………………… 128
硬膜外麻酔 ……………………………… 92
絞扼性神経障害 ………………………… 62
誤嚥性肺炎 …………………………… 101
股関節 ………………………… 4, 6, 89
股関節痛 ……………………………… 101
後距腓靱帯（PTFL） ……………… 162
後脛骨筋機能不全（PTTD） …… 148
後脛骨筋腱前進移行術 ……………… 151
後脛腓靱帯 …………………………… 162
骨 ……………………………………… 1, 2
骨壊死 …………………………………… 97
骨芽細胞 ………………………………… 2
骨格筋 …………………………………… 8
骨幹端部 ………………………………… 3
骨幹部 …………………………………… 3
骨吸収 …………………………………… 2
骨棘 …………………………… 11, 114, 143
骨切り …………………………………… 52
骨切り術 ……………………………… 140
骨形成 …………………………………… 2
骨硬化像 ……………………………… 143
骨細胞 …………………………………… 2
骨修飾薬 ……………………………… 181
骨腫瘍 ………………………… 171, 172
骨シンチグラフィー ………… 98, 174
骨髄浮腫（BME） …………………… 143
骨性バンカート損傷 …………………… 48
骨接合術 ……… 56, 103, 107, 110, 181
骨折線 ………………………………… 103
骨粗鬆症 …………………………… 2, 34
骨代謝回転 ……………………………… 2
骨端線損傷 ……………………………… 3
骨端部 …………………………………… 3
骨転移 ………………………………… 179
コッドマン三角 ……………………… 172
骨軟骨腫 ……………………………… 173
骨肉腫 ………………………… 172, 176
骨囊胞 ………………………… 114, 143
骨のリモデリング ……………………… 2
骨盤 ……………………………………… 89
骨癒合不全 ……………………………… 34
固定肢位 ………………………………… 4

コンパートメント症候群 … 7, 85, 118
コンピューター断層撮影 …………… 11

### さ

鎖骨 ……………………………………… 37
坐骨 ……………………………………… 89
坐骨神経 ………………………………… 26
サムスパイカ固定 ……………………… 81
サルコペニア …………………………… 8
三角筋 …………………………………… 37

### し

シーネ …………………………………… 64
自家矯正 ………………………………… 86
自家骨 …………………………………… 13
自家処理骨 …………………………… 178
磁気共鳴画像 …………………………… 11
しこり ………………………………… 184
四肢切断術 …………………… 177, 186
四肢長管骨 …………………………… 172
膝蓋腱 ………………………………… 131
膝蓋骨 ………………………… 113, 131
膝蓋骨骨折 …………………………… 131
膝蓋大腿関節 ………………………… 113
膝蓋大腿靱帯 ………………………… 126
しびれ ………………………… 22, 63, 182
脂肪腫 ………………………………… 183
脂肪肉腫 ……………………………… 183
尺骨神経 ………………………………… 65
ジャクソンテスト ……………………… 20
車軸関節 ………………………………… 4
シャルコー関節 ……………………… 148
舟状骨 ………………………… 61, 79, 135
舟状骨骨折 ……………………………… 79
修正 Neer 分類 ………………………… 55
重力ストレス撮影 …………………… 157
手関節 ……………………………… 4, 61
手関節装具 ……………………………… 64
手根管 …………………………………… 62
手根間関節 ……………………………… 61
手根管症候群 …………………………… 62
手根管内注射 …………………………… 64
手根中手関節 …………………………… 66
手指 ……………………………………… 61
種子骨 ………………………………… 3, 136
腫脹 …………………………………… 161
術中体位 ………………………………… 13
腫瘍 …………………………………… 171
除圧術 …………………………………… 32
小円筋 …………………………………… 38
小結節 …………………………………… 53
踵骨 …………………………… 135, 167
小転子 …………………………………… 89
踵腓靱帯（CFL） …………………… 162
小菱形骨 ………………………………… 61
上腕骨 …………………………………… 44
上腕骨外側上顆炎 ……………………… 71
上腕骨顆上骨折 ………………………… 84
上腕骨滑車 ………………………… 61, 84
上腕骨近位端骨折 ……………………… 53

上腕骨小頭 61, 84
上腕骨頭 37
褥瘡 161
ショパール関節 150
伸筋群 71
伸筋支帯間上下行動脈 83
神経原性関節症 148
神経根 19, 24
神経根症状 11, 22
神経根ブロック 31
神経障害性疼痛 177
神経障害性疼痛治療薬 12
神経鞘腫 183
神経ブロック 12
人工肩関節置換術（TSA） 46
人工関節再置換術＋骨接合術 111
人工関節置換術 147, 181
人工股関節全置換術（THA） 93, 104
人工骨 13
人工骨頭置換術 58
人工骨頭置換術（BHA） 104
人工椎間板 14
人工膝関節全置換術（TKA） 119
人工膝関節単顆置換術（UKA） 119
人工膝関節置換術 119
靱帯 6
靱帯損傷 163
深腓骨神経 8

## す

髄核 10, 24
髄内釘 107
髄内釘固定 57
水平骨切り術 141
水疱 156
スーチャーアンカー 164
スクエア型 136
スクリュー 32, 52, 82
ステム 104
ステロイド 40
ステロイド局所注射 73
ストレス撮影 145
ストレッチ 12, 73
スパーリングテスト 20
スピキュラ形成 172
スペーサー 13, 17
スポーツ外傷 162

## せ

脆弱性骨折 75
精神的支援 182
正中神経 62, 65
成長線 3
成長痛 173
成長軟骨板 3
脊索腫 172
脊髄 9
脊髄圧迫 16, 22
脊髄神経 25

脊柱 9
脊柱管 29
脊椎 9
脊椎固定術 181
セメント 36, 111
セメントアレルギー 36
線維性骨異形成 173
線維軟骨 120
線維輪 10, 24
前下脛腓靱帯（AITFL） 162
前距腓靱帯（ATFL） 162
仙骨 9, 89
仙骨神経 25
浅指屈筋 65
前十字靱帯（ACL） 113, 124
前十字靱帯損傷 124
前縦靱帯 21
全身性エリテマトーデス（SLE） 97
全身麻酔 13
尖足拘縮 159
先天性股関節脱臼 90
浅腓骨神経 8, 166
前方アプローチ 94
前方引き出しテスト 163

## そ

造影剤 31
蒼白 118
総腓骨神経 8
創部感染 28
僧帽筋 37
側臥位 93
足関節 OA 142
足関節外側靱帯再建術 166
足関節外側靱帯修復術 165
足関節外側靱帯損傷 162
足関節果部骨折 154
足関節周囲骨折 154
足関節装具（AFO） 151
足関節捻挫 162
足関節不安定症 162
足底挿板 140, 151

## た

第1中足趾節関節（MTP関節） 136
体位変換 95
体幹骨 172
大胸筋 37
大結節 53
大腿脛骨関節 113
大腿骨ステム周囲骨折 108
大腿骨 113
大腿骨近位部骨折 8, 100
大腿骨頚部骨折 100
大腿骨転子部骨折 100, 105
大腿骨頭 89, 93
大腿骨頭壊死症 97
大腿骨内反骨切り術 99
大腿四頭筋腱 131

大腿神経伸展テスト（FNSテスト） 26
大転子 89
大菱形骨 61
楕円関節 4
高倉-田中分類 144
多職種的アプローチ 182
脱臼 47, 94, 111
脱臼危険肢位 94
ダッシュボード損傷 127
縦アーチ 148
短骨 3
単純性骨嚢腫 173
短母指伸筋 80

## ち

チェアテスト 72
恥骨 89
肘関節 4
中指伸展テスト 72
中手骨 61
中節骨 61, 135
中足骨 136
超音波画像 72
長管骨 3
腸骨 89
蝶番関節 4
長母指伸筋腱 80
長母指伸筋腱損傷 77
直視下手根管開放術 65
直視下手術（Nirschl法） 74
直達外力 131
鎮痛薬 12

## つ

椎体間固定術 32
椎間板 9, 10, 24
椎弓 23
椎体 9
痛風 142
土踏まず 148

## て

手 61
低位脛骨骨切り術（LTO） 146
低エネルギー外傷 53, 75
低カルシウム血症 181
低髄圧症状 33
ティネル様症候群 63
デスモイド腫瘍 183
テニスバンド 73
手のこわばり感 63
デルマトーム 25
転位 80
転移性骨腫瘍 171, 179
電気療法 12
テンション・バンド・ワイヤリング法 133
伝達麻酔 65

## と

橈骨 61

189

| | | |
|---|---|---|
| 橈骨手根関節⋯⋯⋯⋯⋯⋯⋯61 | バネ靱帯再建術⋯⋯⋯⋯⋯⋯151 | 変形性肩関節症⋯⋯⋯⋯⋯⋯43 |
| 橈骨頭⋯⋯⋯⋯⋯⋯⋯⋯⋯⋯61 | ババ分類 ver. 2⋯⋯⋯⋯⋯⋯109 | 変形性股関節症⋯⋯⋯⋯⋯⋯90 |
| 動作時痛⋯⋯⋯⋯⋯⋯⋯⋯⋯44 | 馬尾症状⋯⋯⋯⋯⋯⋯⋯⋯⋯26 | 変形性足関節症⋯⋯⋯⋯⋯142 |
| 橈尺関節⋯⋯⋯⋯⋯⋯⋯⋯⋯4 | 馬尾神経⋯⋯⋯⋯⋯⋯⋯9, 25 | 変形性膝関節症⋯⋯⋯⋯⋯114 |
| 豆状骨⋯⋯⋯⋯⋯⋯⋯⋯⋯⋯61 | バルーン⋯⋯⋯⋯⋯⋯⋯⋯⋯36 | 胼胝⋯⋯⋯⋯⋯⋯⋯⋯⋯⋯138 |
| 疼痛⋯⋯⋯⋯⋯⋯⋯⋯⋯⋯118 | バルキー包帯⋯⋯⋯⋯⋯⋯141 | 扁平骨⋯⋯⋯⋯⋯⋯⋯⋯⋯⋯3 |
| 動脈拍動の消失⋯⋯⋯⋯⋯118 | パワードプラー⋯⋯⋯⋯⋯⋯72 | 扁平足⋯⋯⋯⋯⋯⋯⋯⋯⋯148 |
| 動脈瘤様骨囊腫⋯⋯⋯⋯⋯173 | バンカート損傷⋯⋯⋯⋯⋯⋯47 | |
| 特発性大腿骨頭壊死症⋯⋯97 | バンクーバー分類⋯⋯⋯⋯109 | **ほ** |
| 徒手筋力テスト（MMT）⋯11 | 半月板⋯⋯⋯⋯⋯⋯⋯⋯⋯⋯6 | 膀胱直腸障害⋯⋯⋯⋯⋯15, 26 |
| 徒手整復⋯⋯⋯⋯⋯⋯⋯⋯158 | 半月板損傷⋯⋯⋯⋯⋯⋯⋯120 | 放散痛⋯⋯⋯⋯⋯⋯⋯⋯11, 19 |
| トムセンテスト⋯⋯⋯⋯⋯72 | 半腱様筋腱（ST 腱）⋯⋯126 | 放射線治療⋯⋯⋯⋯⋯176, 185 |
| トンプソンテスト⋯⋯⋯⋯168 | 半腱様筋腱再建術⋯⋯⋯⋯130 | 包帯⋯⋯⋯⋯⋯⋯⋯⋯⋯161 |
| | 反射検査⋯⋯⋯⋯⋯⋯⋯⋯16 | ホーマン体操⋯⋯⋯⋯⋯⋯140 |
| **な** | 反復性肩関節脱臼⋯⋯⋯⋯52 | 歩行障害⋯⋯⋯⋯⋯⋯⋯15, 22 |
| 内果⋯⋯⋯⋯⋯⋯⋯⋯135, 154 | ハンマートゥ変形⋯⋯⋯⋯137 | 母指 CM 関節症⋯⋯⋯⋯⋯66 |
| 内視鏡下腰椎椎間板摘出術 | | 母指球筋萎縮⋯⋯⋯⋯⋯⋯65 |
| 　（MED 法）⋯⋯⋯⋯⋯⋯27 | **ひ** | 母指球筋徒手筋力検査⋯⋯63 |
| 内側楔状開大型高位脛骨骨切り術 | ヒアルロン酸⋯⋯⋯⋯⋯⋯40 | 母指伸展内転テスト⋯⋯⋯68 |
| 　（MOWHTO）⋯⋯⋯⋯118 | ビーチチェア位⋯⋯⋯⋯⋯41 | 母指中手骨骨切り術⋯⋯⋯69 |
| 内側上顆⋯⋯⋯⋯⋯⋯61, 113 | 腓骨⋯⋯⋯⋯⋯⋯⋯⋯135, 154 | 補助化学療法⋯⋯⋯⋯⋯185 |
| 内側側副靱帯（MCL） | 尾骨⋯⋯⋯⋯⋯⋯⋯⋯⋯⋯9 | 骨付き膝蓋腱（BTB）⋯126 |
| 　⋯⋯⋯⋯⋯113, 129, 137 | 非骨化性線維腫⋯⋯⋯⋯173 | |
| 内側側副靱帯損傷⋯⋯⋯⋯129 | 腓骨神経麻痺⋯⋯⋯⋯8, 107 | **ま** |
| 内転拘縮⋯⋯⋯⋯⋯⋯⋯⋯67 | 腓骨神経麻痺症⋯⋯⋯⋯103 | マクマレーテスト⋯⋯⋯121 |
| 内軟骨腫⋯⋯⋯⋯⋯⋯⋯⋯173 | 腓骨頭⋯⋯⋯⋯⋯⋯⋯⋯113 | 麻酔方法⋯⋯⋯⋯⋯⋯⋯13 |
| 内反膝⋯⋯⋯⋯⋯⋯⋯⋯114 | 膝関節⋯⋯⋯⋯⋯⋯4, 6, 113 | 末梢神経ブロック⋯⋯⋯⋯92 |
| 内反射⋯⋯⋯⋯⋯⋯⋯⋯⋯86 | 膝関節特発性骨壊死⋯⋯115 | 末節骨⋯⋯⋯⋯⋯⋯⋯61, 135 |
| 内反ストレステスト⋯⋯130 | 膝崩れ⋯⋯⋯⋯⋯⋯⋯⋯125 | 麻痺⋯⋯⋯⋯⋯⋯⋯⋯⋯28 |
| 内反変形⋯⋯⋯⋯⋯⋯⋯⋯86 | 肘⋯⋯⋯⋯⋯⋯⋯⋯⋯⋯61 | |
| 軟鋼線⋯⋯⋯⋯⋯⋯⋯⋯133 | 非ステロイド抗炎症薬（NSAIDs）⋯40 | **み** |
| 軟骨⋯⋯⋯⋯⋯⋯⋯⋯⋯⋯6 | ビタミン B12⋯⋯⋯⋯⋯⋯64 | ミエログラフィー⋯⋯⋯31 |
| 軟骨下骨⋯⋯⋯⋯⋯⋯⋯114 | 皮膚陥凹⋯⋯⋯⋯⋯⋯⋯168 | ミクリッツ線⋯⋯⋯⋯⋯114 |
| 軟骨芽細胞腫⋯⋯⋯⋯⋯173 | 腓腹筋⋯⋯⋯⋯⋯⋯⋯⋯167 | |
| 軟骨下脆弱性骨折⋯⋯⋯115 | 皮膚瘢痕⋯⋯⋯⋯⋯⋯⋯74 | **や** |
| 軟骨肉腫⋯⋯⋯⋯⋯⋯⋯172 | 皮弁形成術⋯⋯⋯⋯⋯⋯186 | 夜間痛⋯⋯⋯⋯⋯⋯⋯⋯44 |
| 軟部腫瘍⋯⋯⋯⋯⋯171, 183 | ピヴォットシフトテスト⋯125 | やぐらいらず⋯⋯⋯⋯⋯159 |
| 軟部組織⋯⋯⋯⋯⋯⋯⋯183 | ヒラメ筋⋯⋯⋯⋯⋯⋯⋯167 | |
| 軟部肉腫⋯⋯⋯⋯⋯⋯⋯183 | ヒルサックス損傷⋯⋯⋯⋯48 | **ゆ** |
| | 疲労骨折⋯⋯⋯⋯⋯⋯⋯150 | ユーイング肉腫⋯⋯172, 176 |
| **に** | 疲労性腰痛⋯⋯⋯⋯⋯⋯⋯35 | 有頭骨⋯⋯⋯⋯⋯⋯⋯⋯61 |
| ニードル⋯⋯⋯⋯⋯⋯⋯36 | ピロン骨折⋯⋯⋯⋯⋯⋯155 | |
| 肉腫⋯⋯⋯⋯⋯⋯⋯⋯⋯171 | ヒンジ骨折⋯⋯⋯⋯⋯⋯118 | **よ** |
| 日常生活動作（ADL）⋯⋯45 | ピンニング⋯⋯⋯⋯⋯⋯87 | 腰神経⋯⋯⋯⋯⋯⋯⋯⋯25 |
| 乳酸脱水素酵素（LDH）⋯173 | | 腰椎⋯⋯⋯⋯⋯⋯⋯⋯⋯⋯9 |
| | **ふ** | 腰椎圧迫骨折⋯⋯⋯⋯⋯⋯34 |
| **ね** | ファーレンテスト⋯⋯⋯⋯63 | 腰椎椎間板ヘルニア⋯⋯⋯24 |
| ネックカラー⋯⋯⋯⋯⋯13 | フォルクマン拘縮⋯⋯⋯⋯77 | 腰椎麻酔⋯⋯⋯⋯⋯⋯⋯92 |
| 粘液線維肉腫⋯⋯⋯⋯⋯183 | 不規則骨⋯⋯⋯⋯⋯⋯⋯⋯3 | 腰部脊柱管狭窄症⋯⋯⋯⋯29 |
| | 腹臥位⋯⋯⋯⋯⋯⋯⋯⋯17 | 横アーチ⋯⋯⋯⋯⋯⋯⋯138 |
| **は** | 複合靱帯損傷⋯⋯⋯⋯⋯129 | |
| ハーバート分類⋯⋯⋯⋯⋯79 | 部分切除術⋯⋯⋯⋯⋯⋯123 | **ら** |
| 肺血栓塞栓症⋯⋯⋯⋯⋯101 | 踏み返し⋯⋯⋯⋯⋯⋯⋯141 | ライナー⋯⋯⋯⋯⋯⋯⋯104 |
| 廃用症候群⋯⋯⋯⋯⋯⋯101 | 振り子運動⋯⋯⋯⋯⋯⋯56 | ラグスクリュー⋯⋯⋯⋯107 |
| 跛行⋯⋯⋯⋯⋯⋯⋯⋯91, 116 | プレート⋯⋯⋯⋯57, 107, 160 | ラックマンテスト⋯⋯⋯125 |
| 破骨細胞⋯⋯⋯⋯⋯⋯⋯⋯2 | | ラピダス法⋯⋯⋯⋯⋯⋯141 |
| 発育性股関節形成不全⋯⋯90 | **へ** | |
| パッカーサイン⋯⋯⋯⋯85 | 平滑筋肉腫⋯⋯⋯⋯⋯⋯183 | **り** |
| バックアウト⋯⋯⋯⋯⋯82 | ヘルニア高位⋯⋯⋯⋯⋯⋯26 | 理学療法⋯⋯⋯⋯⋯⋯73, 169 |
| バニオン⋯⋯⋯⋯⋯⋯⋯138 | ヘルニア摘出術⋯⋯⋯⋯⋯28 | リスフラン関節⋯⋯⋯⋯141 |

立位荷重 X 線 143
リバース型人工肩関節置換術
　（RSA） 42, 59
リハビリテーション 182
良性腫瘍 171
隣接関節障害 70
隣接椎体骨折 36

## る
類骨骨腫 173

## れ
裂離骨折 163
レンプリサージ 50

## ろ
ロッキングスクリュー 57
ロッド 32

## わ
ワイヤー 133
腕尺関節 61

腕神経叢 54
腕神経叢ブロック 50, 78
腕神経叢麻痺 48, 53
腕橈関節 61

## 欧文・数字

### A
ACL 113
ADL 45
AFO 151
AITFL 162
ALP 173
Apley テスト 121
Apprehension テスト 48
ATFL 162

### B
Baba 分類 ver. 2 109
BHA 104
BKP 35
BME 143

### C
CFL 162
Chair テスト 72
CM 関節 61, 66
CM 関節形成術 70
CM 関節固定術 70
codman 三角 172
CT 11

### D
DIP 関節 61

### E
Eaton 法 70

### F
FDG-PET 174
FNS テスト 26

### G
Garden 分類 102
Gartland 分類 84
Grind テスト 68

### H
Head anchoring 効果 57
Herbert 分類 79

Hohmann 体操 140
HTO 117
HV 角 139

### I
ICSRA 83
IP 関節 61

### J
Jackson テスト 20

### L
Lachman テスト 125
LCL 113, 129
LCWHTO 118
LDH 173
LOVE 法 27
LTO 146

### M
MCL 113, 129
McMurray テスト 121
MCS 157
MED 法 27
MMT 11
MOWHTO 118
MP 関節 61
MRI 11

### N
Nirschl 法 74

### O
ORIF 160
O 脚 114

### P
PCL 113, 127
Phalen テスト 63
Pillar pain 65
PIP 関節 61
Pivot shift テスト 125
POLICE 処置 164
PRICE 処置 164
PTFL 162

PTTD 148
Pucker sign 85

### R
ROM 123
RSA 42

### S
Scapular Y 48
single heel rise テスト 149
SLE 97
SLR テスト 26
Smith- 阿部分類 85
snuff box 80
spicula 形成 172
Spurling テスト 20
ST 腱 126
ST 関節症 68

### T
TDR 14
THA 93, 104
Thompson 法 70
Thompson テスト 168
Thomsen テスト 72
thumb spica 固定 81
Tinel 様症候群 63
TKA 119
too many toes sign 149
TSA 46

### U
UKA 119

### V
Vancouver 分類 109
Volkmann 拘縮 77

### Z
Z 変形 67

### 数字
3D-CT 48

## 「解剖」＋「はたらき」とリンクする
## 整形外科の疾患と治療

2024年11月13日　第1版第1刷発行

監　修　石島　旨章
編　集　内藤　聖人
　　　　吉田　圭一
発行者　鈴木　由佳子
発行所　株式会社 照林社
　　　　〒112-0002
　　　　東京都文京区小石川2丁目3-23
　　　　電話　03-3815-4921（編集）
　　　　　　　03-5689-7377（営業）
　　　　https://www.shorinsha.co.jp/
印刷所　共同印刷株式会社

- 本書に掲載された著作物（記事・写真・イラスト等）の翻訳・複写・転載・データベースへの取り込み、および送信に関する許諾権は、照林社が保有します。
- 本書の無断複写は、著作権法上での例外を除き禁じられています。本書を複写される場合は、事前に許諾を受けてください。また、本書をスキャンしてPDF化するなどの電子化は、私的使用に限り著作権法上認められていますが、代行業者等の第三者による電子データ化および書籍化は、いかなる場合も認められていません。
- 万一、落丁・乱丁などの不良品がございましたら、「制作部」あてにお送りください。送料小社負担にて良品とお取り替えいたします（制作部　0120-87-1174）。

検印省略（定価はカバーに表示してあります）
ISBN978-4-7965-2632-6
©Muneaki Ishijima, Kiyohito Naito, Keiichi Yoshida/2024/Printed in Japan